医療機関のブランディング

～求人・集患の秘訣～

株式会社 DEPOC
代表取締役　安岡俊雅

目次

第2章　ブランディングとは　35

第 0 章

はじめに

はじめに

本書を手に取っていただき、ありがとうございます。

現在、医療機関では紹介業者に多額のお金を払って求人を行っています。求人の方法を体系的に考えられていないことがその理由の一つです。

しかし私は、医療業界をブランディングすることによって医療機関自身が求人・集患という大きな課題の中で自立できるはずだと考えています。

申し遅れました。私は、株式会社ＤＥＰＯＣ（デポック）で代表取締役を務めている安岡俊雅と申します。私は現在、Ｗｅｂサイトの制作を中心としたブランディングコンサルティングを通じて、日々、院長や教授、勤務医、看護師の方々と接する日々を送っています。

私はＭＲとして製薬会社で8年間働いた後、デザイン・広告を中心業務とした株式会社ＤＥＰＯＣを設立し、医療機関向けのＷｅｂコンサルティングや医療機関向けホームページ制作を行ってまいりました。

しかし長らく、Ｗｅｂ制作を行う会社、医療の知識経験がある会社という位置づけから抜けることができずにいました。数多く存在するＷｅｂ制作会社の一つでしかなかったのです。

医療機関を取り巻く時代の変化に試行錯誤する中で、いつしか「大事なことはＷｅｂサイトの外枠を作ることではない、医療機関をブランディングし、中身を作ることが重要だ」と思うようになっていきました。

そして２０１９年に代表取締役に就任するとともに、医療機関に特化したＷｅｂサイトを媒体とした医療機関のブランディングコンサルティングの会社として舵を切りました。そしてこのタイミングで今までの経験を活かした本を作りたいと考え、本書を執筆することに決めました。これまでにブランディングを含めた医療機関のＷｅｂサイト制作は３００件以上行っています。

医療機関の広告に関する本は数多く出版されていますが、医療機関のブランディングにまで踏み込んでいる本はほとんどありません。まだまだ医療業界におけるブランディングは発展途上です。

本書でも、「医療機関のブランディングの正解はこれだ」ということを書いたつもりはありません。本書は、医療業界で生き残っていこうと思われている全ての方に、ブランディングの重要性や方向性を考えていただくための一冊にいたしました。

ぜひ本書をきっかけに、医療機関のブランディングについて考察を深めていただければ幸いです。

株式会社ＤＥＰＯＣ　代表取締役　安岡俊雅

第1章

なぜ、医療業界のブランディングは遅れているのか

ここ数年でインターネット上で多くの医療機関のＷｅｂサイトを見かけるようになりました。Ｗｅｂのリテラシーの高い若手の先生方が開業し始めていることも要因の一つですが、全体的にインターネットという媒体を使って情報を発信し、広告戦略を立てている医療機関が増えています。

ただ、他の業界に比べると医療機関の動きは鈍く、未だにインターネットにおける広告宣伝活動を不要だと考えている医療機関は少なくありません。さらに、広告宣伝が不要と考えている医療機関にとっては、医療機関の強みを明らかにして情報を発信する「ブランディング」という方法はもっと必要ないと思われてしまっています。ブランディングの意識も広告宣伝活動も、他の業界に比べるとかなり遅れてしまっているのが現状です。

なぜ医療機関は他の業界に比べて遅れているのでしょうか？　その大きな要因が、国民皆保険制度とガイドラインにあります。

国民皆保険制度

医療機関に従事する方にとっては国民皆保険を説明するまでもないかもしれませんが、簡単にこの制度について確認しておきましょう。

国民皆保険とは、日本の国民が全て何らかの公的医療保険に加入し、国民相互に医療費を支え合うための制度です。この制度により、日本の国民は全て、国民健康保険、協会けんぽ、共済組合といった何らかの公的医療保険制度に加入することを義務づけられています。

公的医療保険制度に加入することで、毎月一定額の保険料を国に納めなければなりません。所得が上がればその分納付額も上がるため、この制度に反対している人もいます。しかし国民皆保険の制度によって財源を確保できるので、国民一人ひとりが医療費を全額負担しなくても済んでいるのも事実です。

これが、国民皆保険にある「相互扶助」という考え方です。全ての国民が公的医療保険に加入することによって、平等に医療を受ける機会が保障されていることになっています。

国民皆保険を突き詰めると、「どこの病院でも同じ質の治療を受けられる」ということにつながります。だとすれば、医療機関が自分たちの売りを明確にして差別化し、広告を出すことは必要ないことになります。こうした国民皆保険という制度がベースにある為、そもそも医療機関も広告や他の病院との差別化をする必要がなかったのです。

医療広告ガイドライン

もうひとつ、医療業界で差別化や広告が遅れている理由が、医療広告ガイドラインなどの規制にあります。

医療広告ガイドラインによれば、広告とは「①患者の受診等を誘引する意図があること（誘引性）②医業若しくは歯科医業を提供する者の氏名若しくは名称又は病院若しくは診療所の名称が特定可能であること（特定性）」といういずれの要件も満たすものを指します。そして、以下の広告を明確に禁止しています。

・広告が可能とされていない事項の広告
・内容が虚偽にわたる広告（虚偽広告）
・他の病院又は診療所と比較して優良である旨の広告（比較優良広告）

・誇大な広告（誇大広告）
・患者等の主観に基づく治療等の内容又は効果に関する体験談
・治療等の内容又は効果について患者等を誤認させるおそれがある治療等の前又は後の写真等
・公序良俗に反する内容の広告

一方で、以下のものは広告とは見なされません。

・学術論文、学術発表等
・新聞や雑誌等での記事
・患者等が自ら掲載する体験談、手記等
・院内掲示、院内で配布するパンフレット等
・医療機関の職員募集に関する広告

このように禁止される広告の解釈についても詳しく規定しているため、広告を作るときにはまずガイドラインに違反しないかどうかを確認しなければなりません。さらにガイドラインは更新し続けていますから、昨日は大丈夫だった広告が今日はガイドラインに抵触するということも起こりかねないのです。

これらの二つの要因が、医療機関の広告宣伝活動やブランディングが遅れてしまっている主な原因と考えています。

今、医療機関を取り巻く環境はどのように変化しているのか

少子高齢化による人口の減少

日本の少子化の歴史は長く、1974年の第二次ベビーブームからの減少の一途をたどっています。1974年には200万人以上の新生児が生まれていたのが、2016年には100万人を切りました。更に2019年には90万人を切りました。一方、日本の高齢化率は世界最高であり、2019年5月時点で約28.4%となっています。

これだけ急速に出生率が低下しているという事は、将来的に人口が減っていくことを表しています。

このような明らかな少子高齢化の中で、診療所（有床・無床）は1995年約8．7万施設だったものが、2019年には約10万2000施設と増加しています。逆に、病院数は、1995年時点で約8500施設から2019年で約8300施設と若干減少しているという状況です。

また、医療費は年々増加しており2019年時点で、約42兆6000円と過去最高となっています。限りある財源の中、労働人口の減少と医療費の増大は国の財政を圧迫していきます。このような背景がある中で、医療機関側でも何らかの対策を行う必要に迫られているのが現状です。

治療方法の多様化

また、技術の進化によって、同じ疾患に対してさまざまな治療法が開発され、医師の考え方も多様化しています。西洋医学を中心に薬の投薬によってすぐに治すことがベストだと考える医師もいれば、できるだけ投薬は控えながらゆっくり治すことがベストだと考える医師もいます。

西洋医学と漢方などの東洋医学を併用し、体質改善などの根本治療も視野に入れた方がよいと考える医師もいるでしょう。皆が平等に同じ治療を受けられるとはいえ、医療機関によって治療方針や考え方には大きな差が出てきているのです。

かつて主流だったのはタウンページや看板広告

ここで、医療機関を含めた全体の広告の歴史について少し触れておきます。かつて医療機関は、積極的に広告を出していませんでした。しかし一昔前であれば、それでも通用していました。まだインターネットが普及していない時代のことです。

では、医療機関において広告はどのように変遷しているのでしょうか。私が会社を立ち上げた2006年頃では、医療機関の広告は、タウンページや電柱広告、折り込みチラシ、駅広告、中づり広告、バス広告などでした。またインターネットの広告はｉタウンページや医療機関のポータルサイトが主流であり、それで十分でした。

当時は「Ｗｅｂサイトを作りませんか？」と医療機関に持ちかけても、「タウンページがあるからいい」と断られ続けました。ただ、タウンページに医療機関が情報を載せるといってもその内容は簡素なもので、名前や住所、電話番号や営業時間などの必要な情報だけを羅列するように掲載するだけです。今でいうＷｅｂサイトとは少しイメージが異なるかもしれません。

インターネットが普及し始めてはいましたが、それでもガラケーでｉタウンページを検索するような時代でした。医療機関では、Ｗｅｂサイトを作って病院の認知度を高めることの意義がまだ確立されていなかったのです。

しかし２０２０年現在では、インターネットがなければ仕事もプライベートも成り立たないほど当たり前のものになりました。特に２００８年頃からのスマートフォンの登場はインターネットの普及に拍車をかけ、２０１３年頃からホームページの制作技術として、ＰＣ、タブレット、スマートフォンに対応できるレスポンシブ技術が一般的になっていきます。それにより、医療機関を取り巻く環境は激変していきます。

インターネットがなかった時代から、情報を自分で取りにいく時代へ

かつてインターネットが普及していない時代には、「医療機関を探す」という認識はあまり日常的ではありませんでした。「風邪を引いたらあそこの角を曲がったところの内科、怪我をしたらこっちの外科」というふうに、家族や親戚、近所の友人たちからの口コミで通う病院がすでに決まっていたのではないでしょうか。今のようにセカンドオピニオンを受けることも普通ではない時代ですし、「自分にとってよりよい治療をしてくれる病院を探す」という発想も当たり前ではありませんでした。

ところがインターネットが普及し始めてからは、患者さんに「検索」という行動が加わりました。医療機関に限らず、人は何か知りたいことがあればインターネットで検索して調べるようになっていきます。

美味しい料理が食べたければ、地域で評判のよいお店を探します。面白そうな本が読みたければ、インターネットで人気の本が見つかります。かつては家族や友人、取引先の人など、実際に会うことができる人からの口コミによってそういったお店や商品を見つけていたものが、インターネットの普及によって大きく動きが変わっていったのです。

ガラケーの時代は画面が見にくかったり通信料が高額だったりして使い勝手が悪かったため、まだまだインターネットを使うのはパソコンが主流でした。ところがスマートフォンが広まってからは、人はどこにいてもインターネットを使えるようになりました。そうすると、どこにいても何をしていても、「これが知りたい」と思った情報にすぐにアクセスできるようになったのです。

インターネットの普及により、「検索」という行動が加わったことで、情報がダイレクトに個人に繋がるようになりました。このことで医療機関にも変化が起こります人々が自分に合った治療を受けられる病院を自主的に探すようになったことにより、診療圏が拡大したのです。

情報を出している医療機関に人が集まるように

医療機関の治療方針がそれぞれであるように、患者さん側が希望する治療方針もそれぞれです。仕事が忙しいから点滴を打ってさっさと改善させたい人もいれば、根本的に体質を改善して症状を治していきたいと考える人もいます。あまり強い薬を使いたくない人もいれば、強い薬で短期間に治したいと考える人、さらには漢方薬をメインに治療していきたいと考える人もいます。

しかし基本的な情報だけでは、その医療機関がどのような治療方針なのか、過去に医療機関がどのような症例を扱っていたのかという深い情報まで読み取ることはできません。

人は分からないもの、よく知らないものには不安を覚えやすいため、情報を出していない医療機関よりも情報を出している医療機関に興味を持ちます。そして集まった人が実際に治療を受け、今度は自分の体験をネット上で公開するようになります。これがインターネット上の口コミです。かつては身近な人からしか得られなかった口コミは、インターネットで病院名を検索すれば簡単に手に入るようになっていきました。

インターネットの普及により、医療機関が意図するしないにかかわらず近隣以外の地域にも医療機関の認知が広がるという現象が起こりました。

さらに診療圏の拡大に拍車をかけたのが、先ほども触れたインターネット上の口コミの存在です。数ある医療機関の情報を集めたiタウンページのような役割を持つポータルサイトが次々に登場し、現在ではＧｏｏｇｌｅＭａｐ上で施設を検索すれば、自由にユーザーが口コミや評価を入力できるようになってきています。

一般的に医療機関を選ぶときは家や職場から通いやすいところを探すものですが、そうした検索方法に加えて「評判が良いか」がネットでも可視化されるようになっていったのです。

医療機関が「選ばれる」時代に突入した

医療機関の評判が可視化されると、「通いやすくて評判がいまいちの病院と、片道１時間かけてでも評判がよい病院」を選べるようになります。こうして診療圏は拡大し、同時に医療機関同士の競争が激化していきました。

この動きにいち早く気づいた医療機関は、Ｗｅｂサイトの充実や広告宣伝活動に力を入れ始めます。そしてさらに医療機関の情報が拡散されるようになり、遠方から「この先生の治療を受けたい」といって患者さんが集まるという現象が当たり前のものになっていったのです。

この動きにはプラスの面もあればマイナスの面もありました。医療機関の透明化が進んだことで求める人に情報が届きやすくなった反面、インターネット上で過剰な宣伝をして患者さんを集める行為が生まれだしたのです。これがガイドラインの厳格化に繋がっていることは、医療業界にいる人にとっては周知の事実でしょう。

ただ、こうした動きの中で、情報の扱いやＷｅｂサイトの重要性、広告戦略をしっかり考えている医療機関とそうでない医療機関に二極化しています。

これは、レストランで例えるとイメージしやすいのではないでしょうか。

「このレストランは新鮮な材料を使っている」「味が美味しい」「接客が丁寧だ」という口コミが多数掲載されていて、かつＷｅｂサイトにも「シェフのこだわり」「使用している材料について」などの知りたい情報がたくさん載っているレストランと、口コミもない、Ｗｅｂサイトもない、あったとしても住所やレストランの名前や電話番号、営業時間のみというレストランが隣り合わせであったとしたら、あなたはどちらに入りたいと思いますか？

大切な人がレストランを探しているとして、あなたはどちらのレストランを紹介したいと思いますか？

答えは明白でしょう。医療機関においても同じことが起き始めています。私が話を聞く医師の中には「当院を受診してもらえれば、当院の良さが患者さんに理解してもらえる」「地域に根付いている為、この地域の患者さんは当院のことを理解している」、だから「広告は最低限で良く、Webサイトの戦略は必要ない」とおっしゃる方がいます。しかし、問題は「どうやって来てもらうのか？」なのです。来てもらってからではなく、来てもらうまでの戦略をどう立てるのかが重要なのです。ここを理解しなければ、今の激動の時代を乗り切ることは難しいと私は考えています。

競争が激化している今の時代で他者に後れを取らず、勝ちにいくためには何が必要なのでしょうか。実は、そのための大きな武器となるのがブランディングです。

インタビュー①

湯川リウマチ内科クリニック
院長　湯川宗之助先生

安岡さん（（株）ＤＥＰＯＣ）とは２０１５年２月の開院以来、クリニックのＷｅｂ戦略についてずっと相談しています。開院の際には、ＴＯＰページ＋５ページほどの一般的なＷｅｂサイトでしたが、現在では、５００ページ以上のＷｅｂサイトとなりました。また、アクテムラと検索すると当院のサイトがＧｏｏｇｌｅの「強調スニペット」になっており、検索数も１日約３０００アクセス程あるサイトとなりました。（※２０２０年３月21日現在）また、患者さんも１日80名ほどはご来院されており、新患もまだ増えています。

開院当初から、このようなホームページを作ろうと考えていたわけではありません。初めは、先ほど記載したように、ＴＯＰ＋５ページほどの簡易的なＷｅｂサイトでした。ただ、そのＷｅｂサイトには、私が痛みに苦しむリウマチ患者さんの為に何ができるのか、理念や方針など、さまざまな事を掲載していきたいと考え、安岡さんと2年間、2週間に1回4時間程の面談を重ねて、このような体制になっています。

まずは、湯川リウマチ内科クリニックというクリニック名ですが、当初「湯川リウマチ・内科クリニック」と「・」を入れるか入れないか、安岡さんと相談しました。安岡さんからは、「クリニックにご来院される患者さんのイメージをしてみてください」と言われました。一般的な内科の患者さんにご来院を頂きたいなら、「・」を入れましょうと。リウマチ1本で行くのであれば、無しにしましょうと。これが当院の初めてのブランディングになります。

もちろん、リウマチ1本でいくつもりでしたので「湯川リウマチ内科クリニック」という名前にしましたが、あの時のディスカッションが今となって効いてきていると思います。

また、ミーティングでは、常に、決めたことの「目的」を明確化していきました。例えば、産業医科大学第一内科の田中良哉教授をクリニックにお呼びすることの目的、ブログを書くことの目的など、目的を明確化することで、クリニックの方針や行動がよりはっきり明確化する事が出来ました。

例えば、私の一つの目標に「リウマチ治療　地域格差ゼロ　地域医療の限界を超えていきたい」というものがありますが、世界的にも有名な田中教授をお呼びすることで、武蔵野地域でもそのレベルの診療を受けることができるのは、患者さんにとって非常にメリットであり、自分の目標に近づくことが考えられます。また、私は整形外科のクリニックの先生方とも非常に密な連携を取らせて頂いています。生物学的製剤の導入は当院で行い、導入後、整形外科の先生方にお返ししており、これは、三者全てにメリットがあると考えています。今までは生物学的製剤を使われていなかった患者さんに対してもアプローチすることができるようになったのです。

これ以外にも多々患者さんへの想いが募っていたところに、安岡さんから「先生の想いをとにかくブログに書き残して欲しい」と提案されて活動を開始しました。想いを形にすることで、見える化することになった訳です。その結果、2年間で500記事以上の想いを形にすることができました。この時、すでに、Googleの検索にて、リウマチというビッグキーワードで上位に上がってきています。

その後、安岡さんにて、その記事をカテゴリーに分け、患者さんに対して何を訴えていきたいのか、優先順位や目的、内容の精査を行い、肉付けすることで、現在のWeb

サイトに至ります。WebサイトをGoogleに評価してもらう事を第一に思わず、リウマチ専門医として、患者さんに何ができるのか、患者さんへの想いを形にしていくことで、評価されていったのだと感じています。

また、クリニックの求人に関してですが、私は、医師や看護師の人材紹介会社に対して疑問を感じている一人です。マッチングの率が低いこと、高額な費用が掛かる、などが考えられます。

実際私が考えるスタッフ募集の理想は、「とにかく応募数を集めて選抜する、退職したらまた採用する」という短いサイクルではなくて、「クリニックの考え方に合った人に長く続けてほしい」であり、どの医療機関でも同じかと思います。これには、ブランディングが必要と考えました。ブランディングをするにあたって「クリニック版 Give Happiness」という大きなメッセージを立ち上げました。ブログにも記載しておりますが、当院においては、私も含めた全スタッフで、来院されたお一人おひとりにギブハピネス（安心・親切・思いやり・適切・正確性→その結果として、幸せを提供する）を理念とし、その方々を中心としたスタッフ間の共通認識を共有し、少しずつでもスタッフ自身で目的や手段を行っていけるよう、日々ミーティングを行っていいます。医療事務、医療コンシェルジュ、看護師、薬剤師、医師のそれぞれの役割を、それぞれがこの共通理念を持って実践することにより、最強・最高のチーム医療が行えるものと考えております。現在では、求人の成果としても看護師が13名、受付スタッフが6名、薬剤師1名でクリニックを運営させて頂いています。

その他の活動においては、リウマチの正しい知識の啓蒙の為、一般社団法人リウマチクラスを立ち上げ、情報発信を行っています。これも、リウマチ患者さんの為に必要な事と考え、継続した活動を行っていきたいと考えています。

湯川リウマチ内科クリニック
院長　湯川宗之助先生

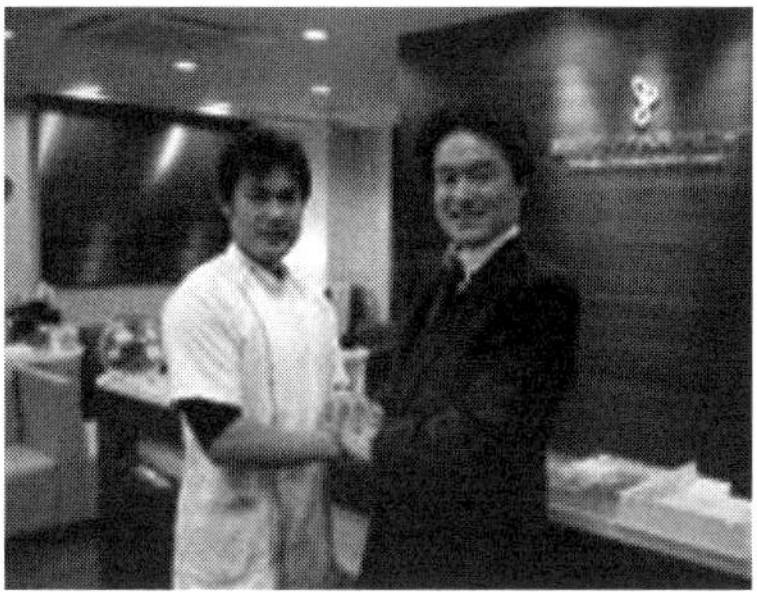

［略歴］
2000 年 3 月　東京医科大学医学部医学科卒業
2000 年 4 月　東京医科大学病院第三内科（リウマチ・膠原病科）
2008 年 4 月　産業医科大学医学部第一内科学講座
2015 年 2 月　湯川リウマチ内科クリニック　院長

［資格］
日本リウマチ学会専門医・評議員
日本内科学会認定医
日本総合内科専門医
日本医師会認定産業医

［弊社制作実績］
・　湯川リウマチ内科クリニック公式サイト　https://yukawa-clinic.jp/
・　湯川宗之助公式サイト　http://sonosuke-yukawa.jp/
・　一般社団法人リウマチクフス　https://rheumati-class.com/
・　映画「リウマチ」
他

第 2 章

ブランディングとは

なぜ、いまブランディングなのか

　第1章では、インターネットの爆発的な普及による診療圏の拡大と、それに伴う医療機関の二極化が進んでいることを指摘しました。また、医療機関では広告や差別化が遅れていることの背景にあるのが国民皆保険制度と広告規制であることをお伝えしました。

　しかし、そういった規制がありながらも時代の変化に適応して求人や集患を円滑に行うためには、情報を提供して求める人に届けることが大切です。そしてそのためには、医療機関が自身の特徴や強みを発信して他との差別化を図ることが重要になってきます。医療機関の強みや特徴を見つけ、それを情報として発信するのがブランディングです。第2章では、ブランディングの概要や重要性について考察を進めます。

ブランディングとは情報創生である

　コトバンクによれば、ブランディングとは「ブランドを構築するための組織的かつ長期的な取り組みのことをいう」と定義されています。私はブランディングについて「魅せる化による経営マネジメント」という言い方をしていますが、理念や経営方針などの情報を受け手が受け取りやすいように精査し、加工して伝えることによって経営マネジメントに繋がるのがブランディングと考えています。

逆に現在、医療機関で行っている主な広告やＷｅｂサイト制作の手法は、理念・経営方針を立て、いきなり、ツール（広告媒体、Ｗｅｂサイト等）を作成しています。

それでは、医療機関名だけ変えて使えてしまうような、どこかで見たＷｅｈサイトや広告になってしまいがちでブランディングされているとは言えません。

まずは、理念や経営方針を具体的に落とし込み、「この医療機関は何が特徴なのか」「何が他の医療機関と違うのか」などの情報を創生し、ツールの作成を行う必要があります。

CONFIDENTIAL

ブランディング、情報資産創生、広報を活用した
経営支援サービス

「魅せる化」による経営マネージメント

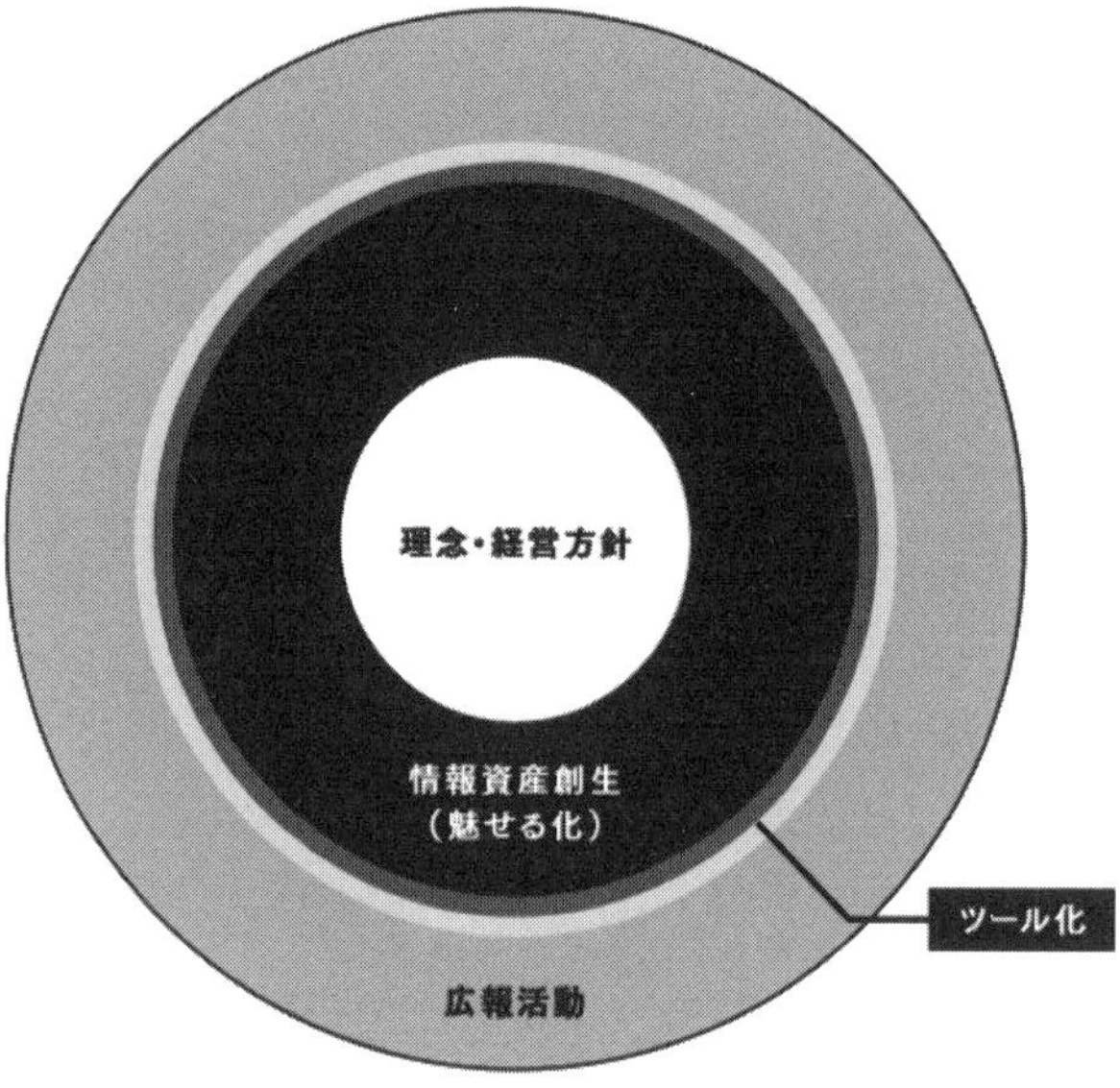

DEPOC MEDICAL ASSOCIATES
医療の未来が、変わる瞬間を共に。0120-55-9629

ブランディングの根幹は情報を創生することにあります。一般企業やビジネスを例にとってイメージしてみましょう。例えばマクドナルドというブランドを想起させるものとしては、黄色のMという文字や赤と黄色のカラーの組み合わせなどがあります。これらはマクドナルドとは直接関係ないものの、目にしたときにマクドナルドを連想するということは、マクドナルドのブランディングが成功しているということです。

ブランディングが成功している例は他にも数多くあります。例えば、黒い丸が3つ並んでいるだけで、若い世代であればミッキーマウスを連想するかもしれません。

さらにブランディングの優れたところは、こうしたモチーフを見てブランドを連想したときに、それに付随して感情も想起されるということです。黄色いMの文字を見たときになんとなく「お腹が空いた」とか、「友達を誘ってご飯を食べよう」などと連想したことはありませんか？　また、3つの黒い丸を見て、あの有名な音楽が流れたら楽しい、ワクワクする、そういった感情まで抱いたこともあるのではないでしょうか。

その情報に触れることで楽しい気持ちになったり嬉しい気持ちになったりと感情が動き、そして行動を起こすことに繋がる。これがブランディングによって引き起こされる結果です。医療機関であれば、安心感、信頼感を増すことによって患者さんがその病院を選ぶという行動に出る。これがブランディングの一つのゴールです。

医療機関ブランディングは、一般的なブランディングとは違う

ブランディングの手法としては、一目でそのブランドだとわかりやすいよう、印象的なロゴマークを作ったり、ブランドカラーを決めて広告したりする方法があります。こうして多くの目に触れさせることによって認知を広げ、ブランドを確固たるものにしていきます。

では、医療機関のブランディングも同じように進められるのでしょうか？　例えばA病院をブランディングするとき、テーマカラーやロゴを決めてそれを徹底的に周知していけば求人や集患が成功するのでしょうか？

確かにある程度効果は期待できるかもしれません。しかし、医療機関の場合はそれだけでは不十分です。なぜなら、ロゴが美しくテーマカラーが鮮やかだったとしても、患者さんが希望する治療を受けられる病院なのか、満足できる病院なのかが一切わからないからです。医療機関のブランディングにとって必要不可欠なのは「情報の収集、情報

の創生、情報の発信」なのです。

情報の収集・情報の創生・情報の発信とは

そもそも、情報の収集・創生・発信は、「目的」が必須です。「目的」がないと何のためにその情報を取り扱うのかがわからなくなります。医療機関での主な目的はこの本の題名にもなっている「求人」「集患」が主ですが、実はもう少し具体的に考えることが必要となります。求人であれば、医師なのか、看護師なのか、コメディカルなのか、事務系なのか。集患であれば、対象が、喘息の患者さんなのか、糖尿病の患者さんなのか、生活習慣病全般なのか、リウマチの患者さんなのか、婦人科の患者さんなのか、など、より具体的に目標を達成したい部分を明確化することがとても重要です。

その目的に対して、情報の収集・創生・発信を行っていきます。もちろん、目的が少し違っていても同じような情報の取り扱いをすることも出てくる場合もあります。例えば、求人目的で消化器外科の医師を集めたい場合と、集患目的で地域の他の医療機関から消化器外科の患者さんを紹介頂きたい場合などです。両方とも訴えかける対象が医師や地域連携室などの医療知識のある方で、消化器外科のスペシャリストのイメージを出したいという方向性を付けることが出来れば、一つのＷｅｂサイトで両方の効果を出すことが出来る可能性があります。

さて、目的が決まったら情報の収集です。情報の収集は、院長や教授をはじめとした経営層から、入職したばかりの新人の方まで、目的に合わせてお話を聞いていきます。求人に関してはそのままインタビューの記事になるので、募集したい求人のニーズに合わせてインタビューする方を決めていきます。インタビューする際は、一方向だけでなく、多方向から情報を収集する事で色々な特徴や問題点などが出てきます。

・組織をどのようにしていきたいか
・特徴と思われる診療科目、治療法など
・医療機関の強み
・入職を決めた理由
・地域の医療機関としての立ち位置

・資格やキャリアアップについて
・医療機関自身がどうなっていってほしいか
・人間関係について　など、
その中から、強み、共通する部分などを抽出して、ブランディングの要素にしていきます。

情報の収集ができたら次は、情報の創生です。実は情報の創生が最も難しく、時間と労力がかかります。集めた情報を目的やターゲットまでの道筋に沿って、必要な情報を組み立てていきます。写真、動画、文章などを組み合わせて表現していき、Ｗｅｂサイトに落とし込んでいきますが、Ｗｅｂサイトが良い理由は後の章で詳しく説明します。Ｗｅｂサイトに落とし込む際に、情報の優劣をつける必要があります。特に、医療機関に関しては、情報を足していくことが多いのですが、引くことができない。情報の濃淡をつけて引くことが出来れば、情報にメリハリがつき、訴えたい方に対して届けたい情報を届けることが出来るようになります。

情報の創生が出来たら、情報の発信です。情報の発信とは、情報をWebサイトに落とし込んで、SEOや広告を出す事のみを指しているわけではありません。情報の発信とは、ターゲットに対して実際にどのように伝え、理解して頂くかを考えていきます。

主には求人を主体に考えることが多いのですが、例えば、看護師の求人をしていきたいと思った際に、皆さんはどの様に求人を行っていますか？

求人媒体に広告を出して、看護専門学校や大学に営業をかけ、求人フェアに行き、パンフレットを配り、Webサイトで広告し、病院説明会を行う・・・など多々、努力されながら求人活動を行っていることかと思いますが、これらが全て情報の発信場所となります。

情報が創生され、創られたキャッチコピーや写真、動画、パンフレット、Webサイト、説明会のスライドの内容など全てが統一された内容であれば、どなたが話しても同じ内容をお話しすることができます。

これらが、情報の収集、創生、発信であり、これらの流れがきちんとできれば、ブランディングをすることが出来ると考えています。

情報を発信することで成功した事例

私がこれまで多くのクリニックと関わってきた中で、情報を発信することによって集患に成功した例は多々あります。やはり情報を発信することによる求人・集患の効果は明らかです。

本書ではその中でも成功事例をいくつかご紹介していきますが、そのうちの一つをここで簡単にご紹介しましょう。

こちらは、私が担当した中でも非常に思い出深いクリニックの事例です。担当した2007年頃は医療機関のホームページがまだまだメジャーでなく、弊社も仕事があまり取れていなかったこともあり、社内でも医療機関のホームページの制作を続けていこうかどうか迷っていた時期でした。

このクリニックは整形外科で、院長先生は「ホームページで本当に集患できるのかな」「お年寄りが中心だからホームページは見ないだろう」といった考えがありましたが、「それでもないよりあった方が良いかな」「知り合いだから、作ってみるか」といった簡単な気持ちで弊社に依頼されたそうです。ただ、最初の頃はインターネットから患者さんが来院している効果は感じられていませんでした。

この整形外科のクリニックでは「健康講座」など、患者さんへの講演会や交流会を行っていたのですが、ある日弊社から、「その内容をホームページで積極的に掲載してみませんか」と院長先生に持ちかけました。院長先生は「情報を発信するのも、地域の方のためになるかな」と簡単な気持ちで始めようと思ったそうです。

2ヶ月に1回くらいの頻度で出来事を掲載していったのですが、ホームページを積極的に使うことで、検索の順位も3ヶ月ほどで、Ｙａｈｏｏ！の「地域名×整形外科」で1位になっていました。ＳＥＯ業者にお金を払うような対策もしていないのに上位検索されるようになるなど、思った通りの効果を出すことができたのです。

また、ホームページに講演会の情報を掲載して少し経った頃、野球肘の疑いで来院されたお子さんがいました。今までに来られたことのない、診療圏外からのお子さんです。お母さまにお聞きしたところ、ホームページの講演会の情報やスライドを見て、野球をやられているお子さんを連れていこうと思ったのだそうです。そのお母様は野球チームの理事で、その後もチームの子どもたちに何かあった時にご来院されています。

その頃から診療圏から少し離れた所から来院する患者さんがだんだん増えていき、院長先生は「結構ホームページを見てきてくれる方もいるんだなぁ」と感じられるようになったそうです。そして、今までやってきたことは間違っていなかったのだと実感されています。

この講演会の情報は、そのお母さんに「この医療機関はスポーツについて詳しいだろう」という印象を抱かせました。野球チームは講演会そのものには参加されませんでしたが、診察には来たのです。このように、情報発信を行うことによって想定していないところに情報が伝わることがあります。

この事例から学べることは多々ありますが、中でも重要なのが、潜在的なニーズにアプローチし、集患につながり、患者さんにもメリットがあったということではないでしょうか。

小学生や中学生の成長期の子どもたちは、体ができあがってしまった成人に比べると怪我をしやすく、ご両親としては、野球によって身体に不調が出ていないかが不安だったに違いありません。そこで講演会を開いている病院の情報をたまたま目にし、良い機会だから一度野球肘の診察をしてもらいたいと行動に繋がったわけです。

情報を発信したクリニックにも、その情報を得た患者さんにとっても、どちらにとっても利益になったということです。情報を発信することがいかに大切なことかがわかります。

これが2007年の話ですから、現在、患者さんの持っている情報は格段に増えており、情報の質も上がってきているのです。

医療機関のブランディングにとっては情報＝説明が必要

情報を伝達する手段はいろいろなものがあります。イラスト、写真、動画などのコンテンツもあれば文章のコンテンツもありますが、医療機関のブランディングにおいて私が最重要視しているのが文章です。医療機関のブランディングでは、文章による説明は不可欠です。それはなぜなのでしょうか。

強みを言葉で表現できる

医療機関の場合、患者さんは結果を求めてやってくるわけですから、患者さんから質問を受けたときにはすぐに答えられるようにしておく必要があります。

一般企業のようにロゴマークやイメージ、カラーなどを主体としてブランディングを行った場合、それを言葉として表すのはとても大変なことです。例えばシャネルのロゴを見ればシャネルであるとすぐに分かりますが、「シャネル」というブランドについて言葉で表せと言われると難しいのではないでしょうか。

一方、言葉を使ってブランディングをしておけば、説明がとてもたやすくなります。例えば「○○地域の皆さまに密着した医療を継続的に提供していきたい」ということでも良いでしょう。

医療は言葉による定義が不可欠である

また、医療というものは「言葉による定義」が大前提です。例えば薬ですが、薬は生まれたときから薬なわけではありません。薬が生みだされたとき、それは単なる化合物でしかないのです。それがなぜ治療に使える薬になるのかというと、「その化合物がこのような成分で、このような症例に効果がある」などの情報が書かれた添付文書があるからです。

治療についても同じことが言えます。例えば、なぜ当院では西洋医学より東洋医学を重視するのか。なぜ当院はこの症例に力を入れているのか。どのような治療法を推奨し、患者さんにどうなってほしいのか。こうした医療機関の想いや方針も、言葉にして説明しなければ伝わらないのです。

このように、医療行為には全て説明が必要だと私は考えています。そして手術や治療方法、使用する機材などの医療行為に直接関係しないものについても、文章を使って定義付けや説明を行うことが重要だと考えています。

一般的な企業であれば、ロゴや短いキャッチコピーだけでその企業の想いや方向性が十分に伝わることもあるでしょう。しかし医療機関に関しては、それだけでは不十分なのです。医療機関が抱いている想いや方針、すでに行ってきた治療方針などを「言葉で伝えられる情報」として創生すること。それが、医療機関におけるブランディングの本質であると私は考えています。

ブランディングができると何が変わるのか

このように、医療機関が差別化して強みを打ち出していくためにはブランディングが重要であることをお伝えしてきました。では、ブランディングをすることによって具体的にどのような効果が期待できるのでしょうか？

コスト改善・経営改善につながる

ブランディングは棚卸し的な役割を担います。医療機関の特徴や強み、医師や看護師、技術者がそれぞれに有している知識や経験などを全て一旦要素として外に出し、それを目的に応じて構成し直すからです。

例えば、ブランディングの目的が採用ということであれば、この医療機関でどのような仕事ができるのか、労働環境はどのようになっているのか、これからの医療機関の方向性はどうなのか、などの情報を洗い出して精査し、採用希望者に情報が適切に伝わるように交通整理を行う必要があります。そうすれば求めている人に情報が届きますから、医療機関と採用希望者とのマッチングの確率を高めることができるものと考えられます。

採用のシーンでマッチング率が高まれば離職率も低下する上、医療機関と合わない人材が応募してくる率も低下するため、効率よく採用活動を進めることができるようになります。求人広告を出稿する頻度も減るでしょうし、出稿する広告媒体も減らすことができるでしょう。

広告における詳しいブランディングについては後述しますが、マッチング率を高めることでこのような効果が期待できるのです。

一方、集患のシーンでマッチング率を高めるとどのような効果が期待できるでしょうか。


例えば整形外科の場合、交通事故やスポーツによる損傷など、整形外科に罹患する理由は異なります。ただ、整形外科といってもさまざまな専門の医師がおり、手術の術式の傾向や治療方針は、病院によって、また医師によっても違いがあります。

地域や病床数などの条件が同じだからといって、全く同じ治療が受けられるわけではありません。

治療方針の違いの根底にあるのは患者さんの利益という視点で、それぞれの医療機関、それぞれの医師が、自身の経験や知識によって導き出した最善の治療方法を提供しているからこそ違いが生まれます。しかしそうした違いを発信しなければ患者さんには伝わらないため、「どの整形外科に行っても同じ」と思われてしまいます。

とはいえ、患者さんが自分の治療方法や怪我の状態を調べていけば、自分が希望する治療方法や治療方針が出てくるはずなのです。このタイミングで医療機関が治療方法や症例、医療機関の方針などに関する情報を知ることができれば、それを求める患者さんとのマッチング率が高まります。その結果、患者数が増加し、経営改善につながると考えています。

組織の価値観としての土台ができる

ブランディングは、医療機関が自分たちの理念や方向性を構築するものです。ベースとなる指針が生まれるため、大きくぶれてしまうことがなくなります。院長を含め、医療機関のスタッフたちの意識がまとまり、一丸となって進めるようになるのです。また、今後新しい取り組みを行うときにもブランディングができていれば、これからやろうとしていることが医療機関の方向性に合っているのかを振り返ることもできます。

これは弊社の例ですが、弊社のＷｅｂサイトでは、トップメッセージとして「情報ネットワークを創造・活用し、地域医療格差ゼロを目指します」と明言しています。弊社は医療機関に特化したブランディングコンサルティングや病院・クリニックのＷｅｂサイト制作などを主な事業としていますが、根底には「医療機関の情報をしっかり発信することにより、地域の皆様に適切な情報を届けていく」という想いがあります。

社員一人ひとりがこの方針を理解していれば、今取り組んでいることや新たな取り組みが会社の方針に沿ったものなのかを社員それぞれが判断できます。もし迷ったらこの方針に立ち返ればいいと思えることで、スタッフが自由に動きやすくなるのです。ブランディングにはそういった効果があります。

言葉で情報を伝えることで一貫性が生まれる

また、言葉を使うことにより、理解が深まり一貫性が生まれます。キャッチコピーのように簡潔にわかりやすい文章が求められるシーンもありますが、医療機関の場合は短い文章で簡潔にイメージなどを伝えることよりも、「説明すべきことをいかにわかりやすく理解できるように伝えるか」の方が大切です。

手術方法や治療方針、症例に関する説明や医療機関の設備、方針など、医療機関が説明すべきことは数多くあります。こうした情報を集めて情報を創生し、文章に落とし込んでいくことによって発信する側の理解が深まり、患者さんに対してわかりやすく説明することができるのです。

インナーブランディングとしても活用できる

さらにブランディングは、外部に対してだけでなく、医療機関内部で働くスタッフに対しても働きかけることができます。それがインナーブランディングです。

医療機関は「人」でできています。医療機関の質を上げて集患につなげるためには、サービスの質の向上やスタッフの質の向上が必要です。

そして医療機関が人でできているからこそ、売上と採用は連動しています。全ては独立した別個のものではなく、突き詰めていけば密接につながっているのです。

しかし、現状ではほとんどの医療機関がインナーブランディングまでは重要視していません。ブランディングは広告宣伝のために行われており、外部にアピールするためのものという認識が強いのが現状です。

では、インナーブランディングができるとどのような効果が期待できるのでしょうか。

自分が働く医療機関への理解が深まる

ブランディングを行うためには、内部の人へのインタビューが必須です。弊社が医療機関のブランディングを行う際には、理事長や院長・教授・現場の医師・看護部長・看護師長・現場の看護師など、多くの人にヒアリングを行います。例えば採用目的のブランディングであれば、この医療機関で働くことを決めた動機や、実際に働いてみてどの点に魅力を感じているかなどを深くヒアリングしていくことになります。

こうした質問を受けることにより、スタッフたちは自ずと自分が病院に対してどう感じているのか、どこに魅力を感じているのかといった「想い」に気づくことになります。質問を受け、それに対して考えたことを言葉として発信することによって、自分の病院に対する理解が深まっていくのです。

また、ヒアリングを行っていくと、必ずと言っていいほど、同じキーワードが出てきます。それをキャッチコピーの材料にしたり、深掘りする目安としていきます。

こうして集まった情報を整理して創生し、Ｗｅｂサイトなどに掲載していくわけですが、今度はその創生された情報をスタッフたちが見ることになります。そうすると、自分の考えていたこととの棚卸しができるだけではなく、さらに病院全体の方向性や考え方などもＷｅｂサイトなどを通じて知ることができるのです。

さらにＷｅｂサイトやパンフレットに掲載する場合は、ヘアメイクやメイクアップを入れて映像や動画を撮影したりもします。こうしてブランディングに医療機関で働く人を参加させることにより、魅力ある医療機関で生き生きと働く自分、輝く自分を演出することができ、その結果働く人の意識が変わるのです。働く人の中にもブランディングが根付き、それによって意識が変わっていくのです。

医療のブランディングにおいてＷｅｂサイトが重要である理由

私たちはブランディングとして情報創生を行いますが、医療機関のブランディングと非常に親和性が高い媒体はＷｅｂサイトであると考えています。その理由を説明しましょう。

情報を制限しなくてよい

キャッチコピーのように、短い言葉で伝えたいことを伝えることもブランディングにとっては大切なことですが、手術や治療法などに関しては必要な情報をわかりやすく伝えようとすると、どうしてもある程度の文章量が必要です。

また、患者さんの命を預かるといっても過言ではない医療機関の場合、情報提供については短くする方向ではなく、長くなったとしても丁寧に伝えきることが大切です。

パンフレットなどの紙の媒体であれば、掲載できる情報には限りがあります。伝えたいことを全て掲載した場合、冊子や厚い本のような量になってしまう可能性もあります。その点、Ｗｅｂサイトであれば、文章量やコンテンツに制限はありません。盛り込みすぎてＷｅｂサイトが見にくくなってしまうようならサイトを分ければいいだけのことです。情報を無限に掲載できるという点では、医療機関のブランディングにおいてＷｅｂサイトは非常に有益です。

すぐに更新・修正できる

パンフレットで新しい情報を付け加えるとなると、改めて印刷し直さなければなりません。そうなると費用もかかります。しかしＷｅｂサイトの場合はそのようなコストがかかりません。制作会社に依頼していたとしても、修正にかかる費用は大きくはないものです。

また、修正したければすぐに簡単に修正できるのもＷｅｂサイトの長所です。ブランディングは一度作ったら終わりではありません。大切なことは、フィードバックをもらいながらよりよいものに昇華させていくことです。その意味でも、すぐに更新できるWebサイトの方が媒体としては最適です。

どこにいても簡単にアクセスできる

複数の人が医療機関に対して共通認識を持ち、共通の表現をすることでブランディングは強化されていきます。ブランディングを強めるためにもWebサイトはとても役に立ちます。

Webサイトは、ブランディングに必要な情報が全て掲載されている教科書となります。病院の方向性や理念、治療方針や症例などの情報が知りたいときには、Webサイトにアクセスすればよいのです。

「地域社会に貢献する」などの短い理念であれば、手帳にメモしておくことができます。しかし細かな治療方針や運用のルールなどを記録して持ち歩くのは手間ですし、必要なときに引き出して使うのも手間がかかります。Webサイトにそれらの情報が集約されていれば、患者さんに説明するときにはスマホやタブレットさえあればよいということになります。

例えば看護師の1人が「この病院はみんな仲がよくて上下関係が少ないのです」と話していたとしても、他の看護師が「上下関係は厳しいですが、それが適度な緊張感を生みます」と話していたらどうでしょうか。統一感がないため、実際病院がどのような雰囲気なのか、どのような特徴なのかがわからないはずです。

しかし、誰に聞いても「上下関係があまりない」「みんな仲がよい」と答えていたとしたら、その病院に対しては統一した印象を持つのではないでしょうか。そうなればブランディングは成功です。

インタビュー②

ちどりこどもクリニック
院長　久保田千鳥先生

安岡さん（(株）ＤＥＰＯＣ）とは開院2年目からホームページでお世話になっています。

ホームページについては、情報をわかりやすく伝達することに加えて、こだわりを反映した唯一無二のものにしたいと考えています。ホームページに限らず、こだわりを持ちながら、「保護者やお子さん達に寄り添い、喜んでもらえることは何か、何を要望しているのか」ということを常に考えてきました。ホームページをご覧頂ければ、クリニックの趣旨をご理解いただけると思います。

トップページは、森で遊ぶとても可愛いこども達をデザインすることで、「優しさ」「癒し」といったイメージをクリニックに抱いていただけるのではと思っています。

そしてそのこだわりと優しさは社会貢献に繋がり、安岡さんとの共同制作である「ママの応援団」は、第2回キッズデザイン賞のコミュニケーション部門に入賞しました。

「ママの応援団」“イラストで観る赤ちゃんの事故予防”は、子どもの死因として不慮の事故は常に上位を占めていることより、事故が少しでも少なくなることを目的に作成されました。

事故予防というと、暗くなりがちで重圧感を感じてとしまうといけないので、個性的で可愛らしく、子ども達に親しみやすいキャラクターを登場させています。親子で事故予防について勉強できる楽しいホームページになっています。

診療や健診の合間に事故予防のお話をしても、こちらから提供できる情報量は限られてしまいます。ご自宅で、お子さんと共にホームページを観て、事故を予防できるような、安心、安全な環境作りはとても大切です。「ママの応援団」“イラストで観る赤ちゃんの事故予防”を始め、「低身長」「肥満」「こどもをメディアから守ろう」「頭の転換で子どもに良い影響を」などホームページを通じて、小児科医として今後も社会貢献できればと思っています。

ちどりこどもクリニック
院長　久保田千鳥先生

[略歴]
1981 年　東海大学医学部卒業
1981 年　東海大学医学部小児科学教室　入局
1991 年　東海大学医学部付属大磯病院　小児科医長
1996 年　東海大学医学部小児科学教室　講師
2004 年　ちどりこどもクリニック開院

[資格]
医学博士
小児科専門医（日本小児科学会認定）
小児科指導医（日本小児科学会認定）
地域総合小児医療認定医（日本小児科医会認定）
子どもの心相談医（日本小児科医会認定）

[クリニック概要]
大学の小児科勤務を経て、2004 年に厚木市妻田北にちどりこどもクリニックを開院。
保護者の要望により、開院当初から行っていた日曜診療は、医師の増員により、現在 3 診体制で行っている。小児科一般診療、予防接種・健診の他、気管支喘息・アトピー性皮膚炎・食物アレルギーなどのアレルギー外来、甲状腺疾患・成長ホルモン分泌不全性低身長・糖尿病・肥満などの内分泌代謝外来、便秘外来、夜尿症外来、小児リウマチ膠原病外来、
シナジス外来など専門性の高い外来を、専門医あるいは疾患に精通していうる医師が担当している。

[弊社制作実績]

・　ちどりこどもクリニック　公式サイト　https://chidori-cl.jp/
TOP ページのイラストは、クリニックの入り口と待合室にも大きく描かれています。診療カレンダーは、月ごとに季節のイラストが入っていて、とってもお気に入りです。

・　ママの応援団　http://www.mama-love.net/（第２回キッズデザイン賞受賞）
「こどもの事故」を減らせるよう、安全で安心して暮らせる環境づくりに貢献する事を目的として作成しました。

・　はいと君とうさ君のこどもの低身長について　http://はいと君.jp/
久保田千鳥先生のご専門が小児内分泌です。その中でも低身長に悩む親御さんやお子さんに対して、わかりやすくイラストで解説しています。

・　コメタボ君の一大決心　http://metabo.mama-love.net/
久保田千鳥先生のご専門が小児内分泌です。その中でもメタボリックシンドロームに悩む親御さんやお子さんに対して、わかりやすくイラストで解説しています。

・　あたまの転換でこどもに良い影響を　http://kosodate-omakase.com/
発達障害で悩む親御さん向けのＷｅｂサイトです。親御さんの気持ちに寄り添ったＷｅｂサイトになっています。

・　こどもを「メディア」から守ろう　http://kodomo-media.jp/
メディア漬けの子育ては、子どもの発達に悪い影響を及ぼすことが指摘されています。親子のコミュニケーションを見直すためのサイトです。

・　こどもを「事故」から守ろう　http://mamorou-kodomo-jk.jp/
身近に潜む危険をやさしく解説しているＷｅｂサイトです。

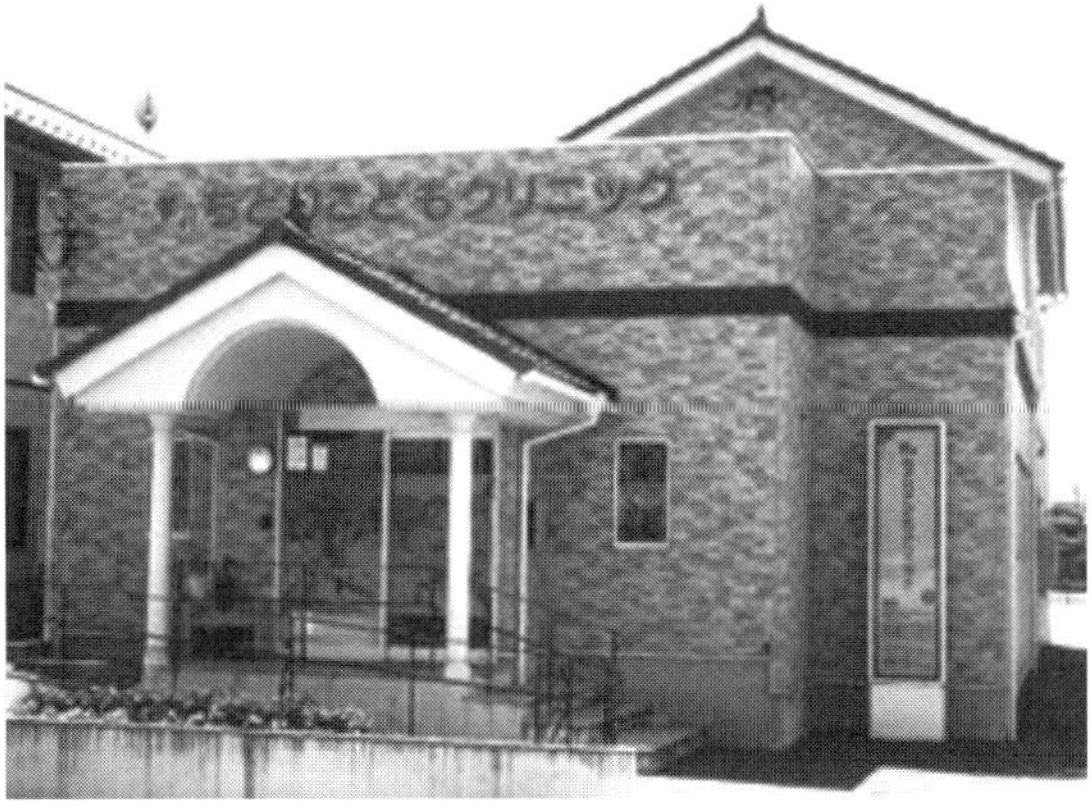

第 3 章

求人・集患とブランディング

これからブランディングを取り入れていきたいとき、どこから始めればよいのか迷うかもしれません。医療機関の中で早急に解決したい課題が明確に決まっている場合は、その課題に対してブランディングを活用するのが定石ですが、課題が複数ある場合には、まずは採用を目標にブランディングを始めることを推奨しています。

なぜ採用から始めると良いのか

では、なぜ採用から始めると良いのでしょうか？

１つ目は、現在採用にかかっているコストを充てられ、ブランディングする事で今まで無駄にかかっていたコストが削減できたのか、効率よく採用ができる様になったのか結果が見えやすい為、経営陣にも理解を得られやすいからです。

２つ目に、制作する側（Ｗｅｂサイト制作会社等）がその医療機関の全体像をつかみやすいからです。採用のブランディングを行うには、取材をするのが最も良いと考えていますが、さまざまな人に取材することで、今まで見えてこなかった医療機関の像が浮かび上がってきます。

多様な立場の人からヒアリングをして情報を収集することで、ブランディングは多層化して深みを増します。例えば医師の採用を行う場合、弊社では入職1年目などの新人医師、入職後数年の中堅医師、部長などの管理職と院長や教授というさまざまな立場の方にヒアリングを行うことにしています。

こうしてさまざまな立場の人から話を聞くことで、他の病院との違いを浮き彫りにしやすくなるからです。さらに採用の場合は決裁が看護師長や医事課長、人事課長などになることが一般的です。多くの決裁を必要としない為スピードが速く、また意思決定者が少なくて済むため、作業を進めやすく、最初のアプローチとしては最も効率的だと考えています。

さらにお伝えすると、看護師の求人サイトからスタートすると最も効率良く進められます。

採用が激化している背景

そもそも、医療機関で採用が激化している背景はどこにあるのでしょうか。

医療機関は「人」で成り立っています。2020年現在、通常の時間外勤務の上限は週15時間、月40時間となっていますが、医師の時間外労働は週20時間以上の時間外は40％となっています。また、このデータは、オンコールの待機時間やアルバイトなどの勤務時間は含んでおらず、最低40％以上の先生方が現在の労働基準からかけ離れた勤務状況にあります。（参考資料　第1回医療政策研修会　第1回医療構想アドバイザー会議資料より）

病院では今まで、医師や医療従事者の過酷な労働によって支えられてきた歴史があります。もちろん、患者さんの命を救うという倫理観、義務感などで支えられてきていますが、時代に即しませんし、そもそものような労働条件は少しずつ改善していかなくてはなりません。

また、医療機関の数を見ると、2009年10月1日では病院が約8700施設、一般診療所が約9万9600施設となっており、2019年1月では病院が約8300施設、一般診療所が約10万2000施設と、ここ10年で病院が約400施設減少し、一般診療所の数は約2400施設増加しています。

今後、病院では、労働基準を変えるために人を増やさなくてはなりませんし、そもそも診療所も増えているため、看護師やコメディカルを確保する必要もあります。

また、25年前に比べて女性医師の数は急速に増えています。厚生労働省が調査した「医師・歯科医師・薬剤師調査」によれば、約25年前には男性医師の割合が9割ほどを占めていたものが、2018年には女性が21・9％にまで増加していることがわかりました。世界でみれば女性医師の割合はまだ少ないものの、増加していることは確かです。

これは非常に喜ばしいことでもあるのですが、女性が希望する診療科が偏る傾向にあるという課題もあります。2018年の医師・歯科医師・薬剤師統計によれば、診療科別の病院勤務の女性医師の割合をみると、皮膚科の女性医師は全体の54・8％となっており、それに続いて、産婦人科、乳腺外科、眼科、麻酔科が4割以上となっています。一方で、外科が7．1％、脳神経外科が6．5％、整形外科・心臓血管外科が6．2％と外科系の診療科が軒並み10％を切っています。

その結果、長時間労働や肉体的に過酷な労働を余儀なくされる現場では人手が足りていないのです。これが現在の医療機関の現状であり、採用が激化している要因でもあります。

なぜ採用は重要なのか

医師や看護師が不足しているとはいえ、現状の人員が経営を回していくこともできるはずです。医師を1人採用すれば年間で1千万円～2千万円という人件費がかかることを考えれば、医師を採用しない方がコストカットになるとも思えそうです。そこで浮いたコストを集患対策に充てれば、コストをカットしつつ売上を伸ばせるのではないか、そう考える方もいるかもしれません。

しかし、実はそうではありません。医療機関の経営において重要な要素は採用と集患ですが、いずれか一方の対策をするのではなく、両輪で考えていかなくてはなりません。採用によって一時的にコストがかかりますが、それは結果的に集患に繋がっているからです。求人と売上は深く連動しているのです。

人材が売上の要

病院とクリニックでは考え方が異なりますが、医師を1人採用することで年間1千万円～2千万円という人件費のコストがかかると先ほど述べました。ただ、診療費や手術の有無によって変動はしますが、医師1人当たりの年間売上は約1臆円と言われています。

医療機関の収益は、診察や投薬、手術などの治療行為によって生じていますが、医師が診察して診断書を作成し、患者さんや保険者が治療費を支払うことで医療機関が成り立っています。看護師側では「7対1看護」「10対1看護」など、適切な医療のために医療機関で一定の人員確保が求められており、看護師1人に対しての患者数によって診療報酬が変わる仕組みになっています。

採用を行っていくには、病院の特徴や魅力を理解し発信を行わないと、医療者も集まりません。採用のコストカットを行い、本来できる手術や検査、投薬ができない状況でしたら、魅力も半減してしまいます。

逆に、病院の特徴や魅力を理解・発信ができるような状況を作ることができれば、医療者に限らず、患者さんのファンがついてきます。もちろん、現在は足りていないかもしれません。ただ、今後そうなっていきたい、このような診療を行っていきたい、患者さんの為になることを行っていきたいという目標などを掲げ、発信することによって、ステークホルダーが理解することができます。

採用のブランディングから見直すことで、医療機関自身の特徴や魅力を再確認し、病院全体で共有し、発信することで全体の底上げにつながっていくのです。

医師・看護師にかかる採用コスト

医師や看護師を採用するときにかかるコストはどのようなものがあるでしょうか。

採用の為の広告費、人材紹介会社の手数料、就職セミナーの出展料などさまざまな採用コストがかかります。このようなコストをかけたとしても狙った人材が来なくては、費用の無駄になります。

また、すぐに辞められたとしたら、毎年採用コストをかけなくてはなりません。例えば、人材紹介会社を利用して採用を進めた場合は、紹介料として25％～35％の紹介手数料がかかると言われています。年収１５００万円の医者の採用であれば、約４５０万円の紹介手数料がかかってきます。

さらに新人を採用した場合、教育費も考えておかなければなりません。ある医療機関の人事担当者の話によれば、看護師の教育費として、１人あたり80万円前後はかかる可能性があるということです。新人の場合は指導係がつくことになりますが、本来ならば看護師としての業務をする時間を教育に割くことになるのですから、この数字は妥当と言えそうです。

これだけのコストをかけたとしても、仮に1年で辞められてしまったとしたらまた新たに採用しなければなりません。紹介業者を通じて採用すればまた年収の25％〜35％の紹介料を取られることになってしまいます。さらに教育にかかるコストも再度計上しなければならないため、できるだけ同じ人に長く勤めてもらった方がコスト削減にも繋がります。

これは、看護学校や就職セミナーに対して就職説明会を行うときにも同じことが言えます。説明会の会場費や資料作成にかかるコスト、説明会当日のスタッフの人件費などを考えれば、ある程度まとまった費用がかかります。

これらのコストは、求人が必要な間はずっとかかり続けることになります。しかしブランディングでマッチング率が高まれば、紹介料も説明会も減らすことができます。採用にかかるコストを削減することができるのです。

なぜ採用がうまくいかないのか

そもそも、なぜ採用時のマッチング率が低くなってしまうのでしょうか。それは、条件だけを示している場合が多いことが考えられます。

多くの医療機関が、医師や看護師などのスタッフを募集するときには、募集要項に月給や勤務時間、残業の有無や仕事内容、福利厚生などの条件を掲載しています。また、求職側もその条件で検索し、自分にマッチした病院を探しています。確かに条件の提示は重要ですが、条件からは医療機関の雰囲気や他の医師や看護師との関係性、仕事のしやすさややりがいなどは見えてきません。

また、医師や看護師の場合はそれだけではなく、他にも知りたいことは数多くあるものです。例えば、症例としてはどのような手術が多い病院なのか、専門医としてライセンスを維持できる医療機関なのか。専門医になるためのサポートを具体的にしてくれるところなのか、自分が苦手とする治療を求める患者さんが来たときには外部の病院と連携がとれるのか。他にも、どのような医療機器が入っているのかも気になるところでしょう。

例えば、麻酔科医であれば、麻酔科の情報だけでなく外科の情報も気になります。どのような手術が多く、緊急があるのかないのか、専門医が維持できるかどうか、外科はどこの大学出身で、どれくらいの年齢の方が多いのか。例えば、産婦人科で無痛分娩を行っているのかいないのか、小児外科があるのかないのか、それらを対応してもらえる麻酔科の専門分野の先生はいるのかいないのかなど、知りたい情報は多種多様に及ぶかと思います。

このように、就職先を探すときに求職者が知りたいことは山ほどあるのです。勤務時間や月給などの条件だけを提示していたのでは、求職者の隠れたニーズに答えることはできません。条件を示すだけの従来の求人広告では、マッチング率を上げることは難しいのです。

ブランディングすることによって、採用はこう変わる

ここでブランディングを取り入れることで、採用する側とされる側のマッチング率を高めることができる仕組みを解説しましょう。

一般的な求人の場合、募集から採用までのルートはこのようになります。

・条件を提示して応募を開始
・条件を見た求職者から応募があり、選考
・面接時に諸条件について確認、応募者はここで院内の雰囲気などを実際に知る
・医療機関、応募者ともに選考に入る

条件を見て応募している段階では、求職者は医療機関の情報をほとんど手に入れていません。そのため、面接に来て実際に話をしたときに「何か違う」と違和感を抱くことは普通にあります。面接時は問題なかったとしても、働き出した後で「働きづらい」と退職してしまうこともあります。

一方、ブランディングができている場合はこのルートをたどりません。ブランディングされている医療機関では、医療機関の強みや求める求人像が明確になります。条件面ではなく、理念や方向性、雰囲気や具体的な勤務内容にいたるまで、ブランディングによって発信する情報が多ければ多いほど応募者はそれを事前に把握することができます。その上で応募してくることになるのです。

そのため、単に「この地域でこれくらいの年収が得られて、自分の専門分野であること」という条件ではなく、発信されている情報に共感して「この病院で働きたい」という積極的な動機を抱いている可能性が高くなるのです。

医療機関側が応募者についてあまり知らないという点では、従来の採用とは変わりません。しかし、ブランディングができているために「この病院に合った人材から応募が来ている」ということはわかります。そのため、面接で条件のすりあわせや医療機関についての意識の共有がしやすくなります。医療機関の理念や方向性などを踏まえた上で、採用された後は何がしたいのか、どのようにキャリアを積みたいのかなどを確認するという、より生産性の高い機会にすることができるようになるのです。

面接の時点ですでにマッチングできているので離職率も低くなる可能性も高くなります。それに、仮に条件面で多少他の医療機関の方が有利だったとしても、条件以外の部分で魅力を感じて応募してきているため、採用には影響しません。ブランディングには、こうした効果があります。

採用時のブランディングで重要なこと

採用におけるブランディングで重要なことは、医療機関の強みを提示して「なぜこの医療機関が選ばれるのか」を明らかにすることです。

強みを打ち出しましょうと提案するとよく「うちは特徴がない病院だから」という反応が返ってきますが、そんなことはありません。当たり前になってしまって気がつかないだけなのです。

例えば、ある医療機関は「定時で仕事が終われる」ことが強みでした。しかし医療機関側はこれを強みだとは認識していませんでした。「患者さんが少ない」とネガティブに捉えていたのです。特定の症例が多ければ、その症例を研究したい、その分野で成長したいと考えている人には強みに映ります。導入している医療機器が強みになることもあります。他にも「海が近い」「都内に出やすい」「交通の便がよい」といった環境的な要因も強みとして考えられるでしょう。こうした強みを洗い出し、それをコンテンツに落とし込んで必要な人に届けることが大切です。

採用のブランディングが成功した例は多々あります。一例をご紹介しましょう。

以前、３００床程の病院でＷｅｂサイトをリニューアルしたいという話がありました。

ホームページの公式サイトのリニューアルで、目的は集患・増患でした。ただ、理事長によくよく話を聞いてみると、売上増加を目的としているとのことでした。更に話を進めると、病床の再編成をして病院の方向性も見直していきたいとおっしゃいます。結果、看護師の求人を第一目標にブランディングを開始しました。

看護部でヒアリング、撮影、ヘアメイクなどを行い、ブランディングをメインにWebサイトをリニューアルしました。また、人事の方と新しい看護部のWebサイトを使って、看護学校や専門学校に伺う際にどのように説明するかも話し合いました。その結果、翌年4月に看護師の採用で初めて目標の人数が入職されたと非常に喜ばれました。

改めて、考えてみましょう。今回、弊社にご依頼を頂いた際には、「病院の公式サイトをリニューアルしたい」という目的だったものが、「看護師の求人の為のブランディングのWebサイトを作成し、看護師の求人を行いたい」というものに変わっています。もし、最初の目的のまま進んでいたら、集患増患を目指して公式サイトをリニューアルし、売上げ増加を目指して病床の再編成を行い、看護師の求人は今までと同様に行い、例年通り看護師が足りない状態で、経営を考えていくことになります。

このように、売上を上げたいから集患・増患のためにホームページをリニューアルするのではなく、ブランディングされたＷｅｂサイトをどのように利用して、どのように目標を達成するかを考えていくことで、コスト削減や目標達成に近づくと考えられます。

また、別の１５０床程の病院では、整形外科医の募集を４年間行い、紹介業者にも声をかけていたにもかかわらず、一人も応募が来ていないという状況でした。

そこで、整形外科医の募集に特化したＷｅｂサイトを作成しました。主には、部長の専門である人工関節のＯＰＥの考え方や論文はもちろんのこと、地域の情報もかなり盛り込みました。すると、ブランディングの取り組みからわずか半年で整形外科医の応募が来たのです。

応募した理由を本人に聞いたところ、「海が近くて、趣味も楽しめそうで、しっかりした技術が学べそうだと思い応募しました」とのことでした。さらに、この約半年後にも整形外科の研修医が入職しています。

もし、医療機関の情報を出さずに条件だけを提示していては、この成果は期待できませんでした。情報が外に出ていないということは医療機関にとっても損失ですが、自分が充実して働ける職場を探している医師や看護師にとっても損失なのです。

集患とブランディング

ブランディングは集患という課題を解決するためにも有力です。集患の課題やブランディングによる効果について解説します。

集患のための営業はできない

まず大前提なのが、集患は営業活動ができないということです。これは採用と大きく異なるところで、まさか「病気になったらうちの病院に来てください」と営業をかけるわけにはいきません。リスティング広告や看板を出すことはできますが、これは広告であって営業とは異なります。

そこで重要になるのがブランディングです。スタッフたちが自分たちの医療機関を深く理解することにより、受け売りではなく自分の言葉で魅力を伝えることができるようになります。その結果、患者さんに対して説得力が増し、この医療機関は魅力的である、信頼できるという認識を持ってもらうことにもつながります。

患者さん目線で成功した例

ある小児科クリニックで、手作りのかわら版を発行しはじめたクリニックがありました。目的はブランディングや集患というよりも「患者さんにとって利益になる情報を提供したい」という発想からです。かわら版の内容も医療に限定せず、小児科に通う親子が楽しめるように絵本の紹介なども行っていました。かわら版については、特に表立った広告も打っていません。クリニックに来院した人に配るようにしていたのです。

この他にも、子どもの事故死を減らすために必要な情報を提供するサイトや、低身長で悩む方向けの情報発信のサイトなど、子どもの悩みに応じて複数の専門特化型サイトを運営し始めました。こうした取り組みが功を奏し、地域では人気のクリニックとして成長。日々、待合室に入りきれないほど多くの患者さんが来院するクリニックになりました。

このクリニックでは、クリニックの利益ではなく、患者さんにとって役立つ情報を提供したいという想いが情報発信の根底にありました。

加えて、かわら版や専門特化型サイトのコンテンツ作りをクリニックが楽しみながら行ったというのも大きなポイントです。どうしても医療機関の利益を優先させると、そこに損得勘定が働いてしまい、ブランディングが義務化しがちになります。楽しみながらブランディングを進めていくことで「次はこんなことをしてみたい」「このコンテンツを作ったら患者さんは喜ぶのではないか」というアイデアも自由に生まれますし、コンテンツを見た患者さんの反応も楽しみになります。

ブランディングによるコスト削減効果

医療機関は患者さんに対して直接的な営業はできません。では、売上を伸ばしていくためにはどうすればよいのでしょうか。

売上を伸ばすためには医療機関のサービスの質を上げることが重要ですが、目に見える形で質を上げようとするならば、病院の改修、リフォーム、最新機器の導入など、物理的な改善も効果的です。

しかしこれらは非常にコストがかかります。建物の改修となれば、病院の規模によっては数億、数十億というコストがかかるでしょう。機器の導入も決して安くはありません。

ここで、ブランディングを活用することで集患にまつわるコストを削減することが可能になります。ここで使いたいのがＷｅｂサイトです。

Ｗｅｂサイトはデザインも進化していますので、デザインをリニューアルすれば医療機関のイメージはがらりと変わります。建物の改修や最新機器の導入と同等の効果は得られないにしても、うまくそれらと組み合わせればコストを削減できるはずです。

例えば、建物全体を改修するのではなく、受付の内装を改修するだけにとどめ、併せてＷｅｂサイトをリニューアルする。また、建物はそのままでＷｅｂサイトだけをリニューアルする。これだけでもイメージは変わります。学会に発表した論文を掲載する、これまでの症例について細かく記載するなど、すでに持っている情報をコンテンツ化すればコストは低く抑えられます。

総合サイトとは独立した形で専門的なサイトを作ってもよいでしょう。こうしたサイトの制作であれば、高くても数百万円ほどで済みます。

インタビュー③

帝京大学医学部附属溝口病院　麻酔科
教授　丸山晃一先生

安岡さん（（株）ＤＥＰＯＣ）に依頼する前は、無料のサーバーを借りて医局のホームページを作っていました。ところが、無料のサーバーなのでどうしても病院とは関係ない広告が表示されてしまい、「これは医局のホームページとしてはどうかな」という不安がありました。また、以前のホームページを制作して2年、外部からの入局はありませんでしたので、今回、安岡さんの会社でリニューアルお願いしてから半年で入局が決まったのは、リニューアルしたホームページのおかげだと思っています。

そもそも、ホームページを作る目的としては、主に、新しい医師の採用です。採用については、これまで医学生や研修医を対象とした情報サイトへの掲載や、主に医療機関が集まる若手医師の合同説明フェアに参加するという形で行っていました。合同説明フェアでは、移動のコストも労力もかかります。また、大量にパンフレットを用意しなければならないし、ブースを作るためにのぼり等も必要です。そもそも、若手医師と話が出来れば良いのに、のぼりやブースをしっかり作らないと、ブースに立ち寄ってもらえません。医療機関として求めているものは、「病院とマッチする人材に病院の情報を提供する」ことでした。そうなると、そこまで大規模なものでなくても良いのではと考えました。しっかりと医療機関の特色を打ち出していく方法はないかと考え、安岡さんにホームページの依頼をお願いして今に至ります。出来上がったホームページは、もちろんスマホ対応ですし情報も過不足なく作っていただき、自分たちで言うのもなんですが「カッコよく」仕上がっています。

幸運にも、ホームページを作ってすぐに後期研修医が一人決まりました。その彼の所属が、私の大学同期の医師が何人も働いている病院でした。もしかして誰かが私の医局を推薦してくれたのかな、そうであればお礼を言わなければと尋ねたところ、志望のきっかけが「ホームページを見て、よさそうだったから」と言うではありませんか。このときは非常に驚き、ホームページの威力を実感しました。そして今回何より嬉しかったのは、後期研修1年目医師の採用ができたことです。それぞれの医局にはそれぞれのカラーというかカルチャーがあります。新卒で採用して大切に育てた医師は、医局に愛着を感じてくれますし、その医局にフィットした人材として定着度が高いと感じます。麻酔科医の数が増えれば手術を多くこなせますので、麻酔科の充実は病院にとっても経営上意義の大きなことと考えています。最初ホームページを作成した時は、うちのような医局で人が来るのか、本当に心配でしたので、ひとまず目標が達成できて良かったです。そして実はその後にもう一人、後期研修1年目の医師が来ることになりました。若手二人が医局に活気をもたらし、雰囲気もより良くなることを期待しています。

実際にホームページはまだいいよと言っている先生と話をしていると、「ホームページにいくらかかったの?」「何百万かかったの?」と、金額を気にする先生が非常に多いと感じます。確かに、ホームページを作成してすぐに反応がなければ、懐疑的になってしまうことは理解できます。しかし、ドクターを一人、紹介業者を通してリクルートした場合、最低でも300万円前後のコストがかかると言われています。それでいて、医局のカルチャーや方針と合わなければ早期に退職してしまい、結果的にコストに見合わないリクルートになってしまう可能性もあります。これを考えると、ホームページを作成するのにお金がかかったとしても、ホームページを見て、志向性の合う長続きする先生に紹介料なしで入って来てもらうことを考えれば、必要なコストと言うべきものかと思います。

帝京大学医学部附属溝口病院　麻酔科
教授　丸山晃一先生

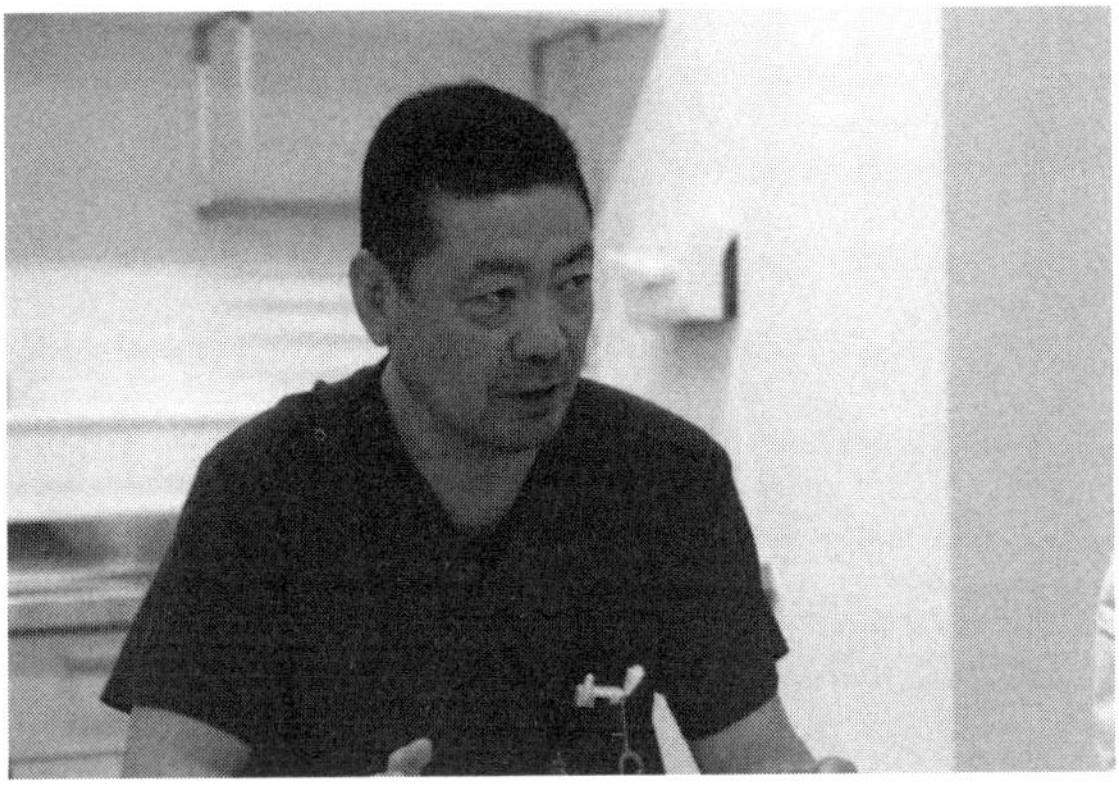

[略歴]
1990 年　山形大学卒業
同年　　 日本医科大学　麻酔科入局
2007 年　埼玉医科大学国際医療センター　麻酔科　准教授
2010 年　帝京大学医学部附属溝口病院　麻酔科　病院教授
2015 年　帝京大学医学部附属溝口病院　麻酔科　教授

[資格・専門医等]
専門分野／臨床麻酔全般、挿管困難症、救急蘇生法
専門医等／医学博士、麻酔科標榜医、日本麻酔科学会指導医

［弊社制作実績］
帝京大学医学部附属溝口病院　麻酔科　公式サイト
https://www.teikyo-mizonokuchi-masui.jp/

第4章

間違いだらけのブランディング

ブランディングを行うことで経営の改善やコストの削減につながることをお伝えしました。しかし、まだ医療機関においてブランディングの概念や重要性が浸透しているとは言いがたいのが現状です。

そこでこの章では、ブランディングにおいてよくある間違った認識について紹介するとともに、ブランディングを深掘りしていきます。

ブランディングは広告ではない

これまでにも触れていますが、ブランディングと広告は別物です。あくまでもブランディングは情報創生の部分、医療機関の価値を作り出す根幹の部分です。広告は、ブランディングによって創生された情報を発信するツールの一つであり、ブランディングそのものではありません。インナーブランディングであれば広告を打つ必要もありません。

これまでにもお伝えしてきたとおり、医療機関によって特徴や強みはさまざまです。「うちには大した特徴がない」「強みがない」と思っている医療機関も多いのですが、よくよく話を聞いていくと必ず特徴や強みを持っています。

ただ、だからといって情報創生という過程を経ないまま医療機関の情報をＷｅｂサイトやパンフレットなどに載せてしまうと、どこかで見たような特徴のないＷｅｂサイトやパンフレットができあがってしまいます。試しに、今あるＷｅｂサイトの病院名を入れ替えてみてください。それでもＷｅｂサイトが成立するとすれば、ブランディングができていない証拠です。

よくあるのが「サイトのアクセス数を増やしたいからＳＥＯ対策を行う」という行動です。ＳＥＯは検索エンジン最適化のことで、上位表示させるためのテクニックとしては確かに重要なものです。しかし、仮にＳＥＯ対策がうまくいってサイトが上位表示され、アクセスが流入したとしても、中身の質が伴わなければ結果は出ません。それどころか、かえってマイナスの評価を下されて厳しい口コミによって、医療機関のダメージを大きく損なわせる恐れすらあります。

きれいなデザイン≠ブランディング

一般的な企業であれば、美しいデザインはそのままブランディングにつながります。

例えば100円ショップの内装は親しみやすいようにポップなデザインを用い、店内も明るい色合いです。

一方高級外車などを販売しているお店では、シックなカラーや内装で高級感を演出しています。

これはWebサイトにも同じことが言えます。スーパーなどの日用品を安く買えるお店のWebサイトと高級食材を購入できるお店のWebサイトとでは、デザインが全く異なることがわかります。

確かに人は美しいものに惹かれる習性があるため、ブランディングにデザインは大切な要素となります。適当に文字を配置し、色も精査せず画像も荒いような手作り感が見えるWebサイトよりも、プロが作成したしっかりとしたデザインのWebサイトの方が魅力的です。

しかし、医療機関の場合はデザインの善し悪しが本質ではありません。情報の質が高く、自分の求める治療を行ってくれるとわかる病院に人は集まるものだからです。

SEOに頼る経営は失敗する

ブランディングによって創生した情報は求める人のところに届けることが大事です。広告とブランディングは違うとはいえ、この「伝える」というアクションがなければブランディングの効果は半減します。ブランディングの1番目のゴールが「媒体への落し込み」なのです。

ただ、多くの人がブランディングとSEO対策を混同しています。SEO対策をしてサイトが上位に表示されるように、SEOありきでWebサイトの制作を考えている方が多いようです。

確かに、上位表示させることでWebサイトへのアクセスも増加しますし、それに伴って医療機関の認知度が上がれば求人や集患につながることは明らかです。認知度も向上するでしょう。それは間違いありませんが、「上位表示させることが最も重要」という認識でWebサイトの情報を選抜したり構成を立てたりすることからは、もう脱するべきであると私は考えています。

Webサイトを上位表示させることは、求人や集患を行うために大切な要素です。しかし、それは目的にするべきものではなく、あくまで結果であると私は考えます。上位表示が目的になってしまうのは本末転倒です。

以前コンサルタントからある相談を受けたことがあります。その内容は、「あるキーワードでＧｏｏｇｌｅの検索で上位にいた医療機関が急に圏外になった。その結果、売上が３分の１になったので、どうにか検索順位を上位に戻したい」というものでした。

ＳＥＯ対策をしても、すぐに結果が出るわけではありません。順位が下がった原因もさまざまで、有害なリンクが原因だったり、コンテンツの問題だったり、そもそもサーバーなどの問題であったり、サイト自体がスパムと判断されている可能性もあります。

このようにさまざまな理由が考えられるため、対策をしたとしても数ヶ月以上かかることもあります。その間、３分の１の売上でその医療機関は大丈夫なのでしょうか？

特にＧｏｏｇｌｅでは命に関わる検索キーワードを重要視しており、「医療」「お金」の検索キーワードは変動が高い傾向にあります。

Ｇｏｏｇｌｅのキーワードという不安定な要素に経営を任せて良いのでしょうか。これがＳＥＯに頼る経営ということです。

逆にＳＥＯに頼らない経営とはどのようなものなのでしょうか。きちんとしたブランディングによって、医療機関と患者さんのマッチングが起こります。マッチングがしっかりできたということは、患者さん側にとって、十分満足できる医療機関と出会うことができた、ということです。ここに、実際の診療やホスピタリティの要素が加わります。実際に診断を受け、想像していた診療を受けることができた、想像以上の診療を受けることができたという経験が伴えば患者さんはその医療機関のファンになるはずです。

それに、関心を持ってWebサイトの記事を読む人も増えるでしょうから、サイトに滞在する時間も長くなります。

また、実際に病院に通った患者さんが自分の家族や知人に「ここはいい病院だった」と紹介することも考えられます。そうすると、病院名や地域名、病院の特徴などさまざまな検索ワードで検索されることが増えます。

医療機関が適切に情報を発信し、発信している情報と実際の治療にギャップがなく、さらに医療の質も高かったためにこうした現象が起きることになります。Webサイトにアクセスが集まり、Webサイトの滞在時間が上がった結果、Googleは「この医療機関のWebサイトは価値が高い」という評価を下し、「もっと上に表示させよう」と判断します。これが、本質的なSEO対策だと私は考えています。

これはテクニカルな方法で行うべきことではありません。確かに最低限のSEO対策は必要です。しかしそれは目的にするべきではありませんし、ブランディングの本質ではないのです。

インナーブランディングを重視していない

医療機関のブランディングにおける課題の一つに、インナーブランディングをあまり重視していない点が挙げられます。

ブランディングはこれまで主に求人や集患のシーンで活用されてきました。外に向けたものというイメージが強いブランディングですが、内部の活性化においてもブランディングは非常に有効です。ブランディングによる情報創生ができれば、スタッフがその情報に気軽にアクセスできるようになります。内部で方向性や考え方がまとまるようになり、同じ方向に進んで行きやすいと考えています。

また、インナーブランディングによる効果は他にもあります。例えば、条件だけで医療機関を選んだ人は、よりよい条件で働ける環境が見つかればそちらに移ってしまいます。価値観の共有ができることでスタッフと医療機関のマッチングも強めることができるため、人が辞めづらくなるのです。

ブランディングの重要性を理解して取り組んでいる医療機関では、上層部が考えている理念や方向性などが現場で働くスタッフに浸透しています。上層部のヒアリング時によく「自分たちの考えていることはスタッフに伝わっていますか？」と質問されることがありますが、そもそも弊社へのブランディングのＷｅｂサイトをご依頼頂いている医療機関ですので、意識も高くスタッフへの理解は上層部が想像しているより高いことが多いです。

「自分たちには特徴がない」は間違い

ブランディングを進めるにあたって医療機関の方が多く口にするのが、「うちの病院には何の特徴もない」という言葉です。実際に、私もこの言葉を数多く耳にしてきました。しかし、それは中で働いているから強みが当たり前のことになってしまっているだけです。実際に私たちがいろいろヒアリングをさせていただいて思いますが、強みがない医療機関はありません。

例えば、３００床の病院が同じエリアに2つあったとします。この2つの病院が全く同じことをしていることはあり得ません。病棟の編成や看護師の比率も異なりますし、認定看護師を目指せる制度があるかないか、先輩看護師からの指導が手厚いかどうかといった違いもあるでしょう。働く雰囲気も当然違うはずです。

さらに細かく言えば、一方は消化器外科にドクターが集まり、もう一方は内科に集まっている、同じく消化器外科にドクターが集まっていたとしても手術の内容が違うなど、差はいくらでも出てくるのです。こうした差が強みになっていきます。

そして患者さん側は、こうした違いについては細かいところまで知りたいと思うものなのです。これは採用シーンにおいても同じことで、転職や就職を考えている医師や看護師にとっては、専門医のライセンスが取れる制度がある病院なのか、看護師として前職と同じ科でスキルが活かせそうかなど、知りたいことは山ほどあります。

このように、同じ規模、同じエリアの医療機関であったとしても特徴はそれぞれで大きく異なるのです。大切なことは、その違いを医療機関が認識し、強みとしてブランディングに活かせることです。

インタビュー④

医療法人社団　育心会
理事長　三井俊賢先生

まず、インターネット社会の現代において、しっかりとしたサイトを持つことは、医療機関の信頼につながる部分が非常に大きいです。また、ブランディングというのは、入り口管理の一つだと考えています。そもそも我々の色に合った人でないと、入った後にうまくいかなくてすぐ辞めてしまうことも多い。するとコストや労力も色々とかかりますので、まずは我々の色をしっかりと出して、それに共感してくれる人に入ってもらって、一緒に成長していく。そうした組織を作っていきたいと思い、安岡さん（(株)DEPOC）に医療法人自体のブランディングをお願いしました。

私は、現在、7クリニックを取りまとめる医療法人育心会の理事長ではありますが、引っ張って行くリーダーではなく、奉仕するサーバントリーダーに徹しています。そのためには、育心会としての診療姿勢方針の枠組みをしっかりと打ち出し、その枠組みの中で各クリニックの院長先生たちの裁量に任せて活躍してもらえるようにしています。

それぞれの特色を打ち出しながらも、大事な軸を共有する事で、大きく方針がブレたり方針に沿わない方向にズレていくことは少なくなっているのではないかと感じています。

そもそも、スタッフに理念を理解してもらう面で難しいのは、職種によって考え方が全く違うということ。同じことをこちらが話しても、人によって、あるいは職種によって、解釈のしかたが色々と違います。ただ、医療法人を経営していくには、職種を問わず、医療法人自体の理念を理解してもらい、それをもとにそれぞれの実務の構築や患者さんへのアプローチ方法を体現することが重要です。

現在、公開しているホームページには、それぞれの職種のスタッフに登場してもらい、現場で働くスタッフの生の声をお届けしています。安岡さんのご協力をいただいて、スタッフに直接アプローチして、インタビューやアンケートを取ってもらいました。内部の人間がインタビュアーであれば、優等生な答えばかりになり、突っ込んだ話をするのはなかなか難しいものですが、外部の方にインタビューをしていただくことによって、スタッフの本音を引き出し、とても生き生きとした内容になりました。外部の皆様にも風通しの良さとして伝われば、とても嬉しく思います。スタッフ自身もホームページを通して、理念がより身近なものと捉えられ、日々の仕事に対するモチベーションにつながったと言ってくれたのも印象的でした。

私たちは「個人の成長が組織の成長につながり、組織の成長がさらに個人の成長を促す」と考えています。今回のＨＰは、このサイクルの機動力になったと感じています。何より、スタッフの皆さんが、我々の理念をそれぞれのやり方で体現してくれていることを期待以上に実感することができた、とても有意義なきっかけとなりました。このホームページを通して、外部への訴求力を上げていくことはもちろん、内部スタッフへの意思共有のツールとしての活用も検討しています。現在のサイトの状態はいわばスタートラインなので、今後もさまざまなページを追加し、より強固なブランディング戦略を行っていきたいと考えています。

医療法人社団　育心会
理事長　三井　俊賢先生

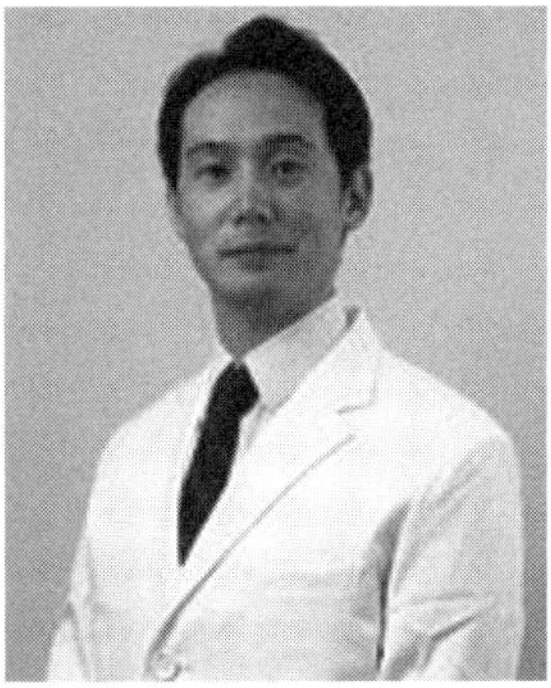

[略歴]
慶應義塾大学大学院医学研究科博士課程　修了
慶應義塾大学医学部　小児科
慶應義塾大学関連病院
慶應義塾一貫校校医
医療法人社団　育心会　理事長

[資格・所属学会等]
医学博士
小児科専門医
小児科指導医

［医療法人育心会とは］
2015 年に設立された、東京都、神奈川県で小児科の 7 クリニックを経営している医療法人。小児科のさまざまな専門分野の持った医師が院長となり、専門性に特化した特徴のある診療を行っている。また各クリニックでは、お子さんや親御さんの不安や悩みに寄り添いながら、小児科＋ α の付加価値を提供できるよう取り組んでいる。

［弊社制作実績］
医療法人育心会様　公式サイト
https://www.med-ikushinkai.jp/

第5章

医療機関のブランディングが難しい理由とは

ブランディングや広告に関する業務を外注せず社内で行えば、確かに外注費は削減できそうです。内製化の目的はコストの削減と、より深い理解のもと製作が行えるということです。

ただ、医療機関においてブランディングや広告に関する業務を内製することは非常に難しいと思われます。この章では、なぜ医療機関がブランディング・広告活動を内製することが難しいのかについてまずは話を進めます。

内製には本当にコストがかからないのか？

ブランディングを内製すれば、本当にコストの削減ができるのでしょうか？　私は、この考えには大いに疑問を抱いています。むしろ、内製するだけの資金があるのなら、早々に第三者に依頼して外注してしまった方が良いと考えています。

ブランディング・Ｗｅｂ制作を外注した場合、コストは数百万円で済みます。しかも一度作ってしまえば、運用フェーズでは費用も大きくはかかりません。工夫次第で最大限の効果を発揮することができます。

コンサルタントを入れるとなればさらにコストはかかるかもしれませんが、それでもある程度ブランディングが成功すればコストカットも可能ですし、予算がなければ予算に応じてプロジェクトを縮小することもできます。

一方、内製化した場合はどうなるでしょうか。

ブランディングを行うためには、ブランディングのスキルに加えて医療業界の幅広い知識や知見、経験が必要となります。知見や知識、経験を最も有しているのは医師や看護師などの現場のスタッフですが、医師や看護師が片手間でブランディングを行うことは効率が悪すぎます。

だとすれば専任の担当者を採用することになりますが、正社員として採用すれば、正社員を1人採用すると500万円~800万円ほどの人件費がかかります。さらに、将来ブランディングや広告を外注化させようと思ったときに他の部署に異動させることが難しくなります。医師や看護師のように現場で通用するスキルがないからです。

このように、ブランディングやWeb制作を内製化するよりも専門の会社に外注に出した方がコストカットに繋がるのです。

広告やブランディングを専門で行う人材がいない

内製の最大のネックは、ブランディングについて精通している人が院内にいないということです。医療機関の中でそれを行うためには、まず広告に特化した部署があるか、もしくは専門の担当者を置く必要があります。しかし多くの場合、こうした部署や人材を作るのは難しい状況です。

だいたい、ブランディングやＷｅｂサイトの制作などを内製しているところでは担当者は片手間でブランディング業務を行うことになります。

医事課がＷｅｂサイト作成を任されたり、システム担当者がパソコンに詳しいと勘違いされて担当者に抜擢されたり、少しイラストレーターが触れるから、ブログができるからなどの理由で担当者に据えられるケースが後を絶ちません。

また、医療機関内にＷｅｂ制作やブランディングの担当者を置いたとしても、専任で置くのではなく、受付スタッフやシステム部などのスタッフが本来の仕事と兼任して行う形態が一般的です。しかしそうすると、本業に加えてさらに仕事が増えることになります。単純に労働量が増えるのです。

しかし現在日本では、働き方改革に見られるように労働環境の改善が求められていま す。残業時間を減らす方向に進む中、すでに本来の業務で手一杯になっているスタッフ に対してブランディングやＷｅｂ制作という負担の大きな仕事を増やすというのは現実 的ではありません。

さらに、ブランディングは片手間でできるものではありません。情報を収集するため にヒアリングを行う際には、段取りを組んで対象者と予定を立て、質問事項を考えなけ ればなりませんし、得た情報をまとめて何が重要か、どこをどうアピールしていくかと いったコンテンツの中身や順序についても考えていかなければなりません。さらに、形 にしたものを院長や現場のスタッフなどに見せ、話し合いながら精査していかなければ ならないのです。

また、文章を書くに当たってはライティングのスキルも求められます。まず専門知識 がなければ難しいことと、仮にある程度ブランディングに詳しく作業を進められる人材 がいたとしても、片手間で作業に従事させていればどれだけ時間がかかるかわからない のです。

それでも内製化を進めるのであれば、専門家を採用しなければなりません。しかし、ブランディングまでできる優秀な人材はデザイン会社や制作会社への就職を希望するのが一般的で、なかなか医療機関への就職を希望する人はいないのが現状です。さらに、就職したとしても育てる人材が医療機関にいません。

専門家を入社させるとなれば人件費もかかります。人を1人採用してかかるコストは一般的に年間500万円以上ですが、それだけの予算を組めるのであれば、ブランディングを専門としている会社に外注した方が長期的に見ても効率的なのは、先ほど述べたとおりです。

内部の人には情報を出しにくいという心理が働く

ブランディングでは、できるだけ多種多様な情報を得るためにヒアリングが重要です。例えば採用のサイトを作る場合、医療機関の魅力や働いている動機などをインタビューしていくことになります。

内製する場合は内部のスタッフがインタビューを行うことになりますが、取材対象者が質問に丁寧に答えてくれるとは限りません。

例えば入職10年目の主任が入職してまだ数ヶ月の新人看護師に「この病院の魅力はどこにありますか？」と聞いたとしても、率直な本音は引き出せないでしょう。また逆に、院長に「この病院の魅力はどこにありますか？」「これからの医療機関の方向性はどのように考えていますか？」というインタビューを行ったとしても、外部の第三者に答えてくれるように丁寧に答えてくれない可能性もあります。

時には「忙しくて対応できないから、適当に書いておいて」と言われてしまうこともあるかもしれません。インタビュアーとインタビュイー（取材を受ける側の人）の関係性が近すぎて、なかなか情報が得にくいのです。

また、インタビューではなく原稿を書いてもらうことも同じく難易度が高まります。日頃考えていないことについて深く考察し、それを文章としてまとめる作業は意外に負担が大きく、なかなか気軽に取りかかることができません。普段の仕事が忙しい医師や看護師はなおさらで、時間を見つけて取りかかろうと思っても、つい先延ばしにしてしまうものです。

第三者からの依頼であれば仕事として割り切って取り組んでくださる方は多いものですが、スタッフからの依頼となると、つい甘えが出てしまい納期が守られないことも多いのです。

Ｗｅｂ制作会社などの第三者がインタビュアーになれば、院長であれ中堅スタッフであれ、気になったことを質問しやすいですし、新人スタッフも上司相手ではないので気負わずに本音を話すことができます。

また、第三者であれば、院長や理事長に対しても「このサイトはこうした方がよいと思います」という意見、提案ができます。これはなかなか内部のスタッフでは難しいものです。特に医療機関では上下関係もはっきりしているところが多いため、院長に意見を言うことは心理的なハードルも高まりますし、院長から「いや、このままでいい」と一蹴されてしまえばそれまでです。

さらに、ブランディングや広告活動の担当者は事務と兼任していたり、システム担当者が兼任させられたりします。Ｗｅｂ制作やブランディングの専門知識が乏しいだけでなく、本来の仕事をしながらブランディングの業務を進めていかなければなりません。そうすると、なかなか自分の仕事の合間にブランディングにまで手が回りません。また、院長やスタッフも忙しくてなかなか時間を取ってくれず、結局はブランディングそのものが企画倒れになってしまうことが多いのです。

手本となるノウハウや成功事例を持っていない

完全に内製するのではなく、専門会社を活用してブランディングを進めた方が成功しやすいのは、医療機関にノウハウや成功事例がないことも一つの理由です。

医療機関の中には、情報発信を続けて大きく成果を上げているところもあります。同じ業界ですから、成功している医療機関の事例を参考にできれば、ある程度の内製化も可能かもしれません。しかし、どの業界も同じですが、成功しているところはできるだけ情報を外に出したくはないものです。

一方、Ｗｅｂ制作会社であれコンサルタントであれ、専門会社は成功事例を数多く保有しています。特に医療業界に特化している会社であれば、多くの医療機関の成功事例やノウハウを保有していることでしょう。内製ではなく第三者に外注することにより、単に作業を外に出すだけではなく第三者のリソースを最大限活用することができるのです。

当然のことながら第三者にも守秘義務があるため、具体的な病院名や成功に至ったノウハウを直接手に入れることは難しいでしょう。しかし、そこは第三者側が「このクライアントにはこの事例をアレンジするといいのではないか」「複数の事例を組み合わせると効果的なのではないか」と応用を利かせてくれるはずです。

インタビュー⑤

税理士法人　TOTAL
税理士・行政書士
松浦薫様

税理士の観点からブランディングというものを見ていくと、売上（収入）サイドの話と、コスト（支出）のお話、両方から分析していくことができると思っています。インパクトが大きいと思うのは、税理士から見るとコスト面に対する影響です。

現在、医療機関は、ドクターを含めて採用で非常に苦労しています。基本的には採用するにあたって人材紹介会社を利用していますから、１人補充するのに相当なお金をかけています。小さなクリニックでも、採用費として年間数十万円は使っています。

それが自院である程度、応募者から選んでもらえるようなクリニックになることで、採用にかかるコストを減らすことができます。一定以上の金額がコンスタントにかかっていることは非常に苦しいですから、それを減らすことができるとなるととてもインパクトが大きいと考えています。

会計的な面で見ると、採用費は資産にはなりません。使ったら終わりで、医療機関に残るものがない。さらに、医療機関の方針に合う人材が入ってこなければ、すぐに辞めてしまい、また採用費をかけて採用活動をしなければなりません。良い人材が採れるかどうかもわからない上に、そもそも広告を出しても応募が一切ないことも珍しくありません。

例えば、求人サイトなどに広告を出すと1週間あたり何万円という金額になります。そこで応募がないとなれば、またさらに1週間広告を出さざるを得ません。そこで人が入ってくればいいですが、入ってきたらきたで、教育のコストがかかる。スタッフさんにかける教育費も、見えないコストの一つです。新しい人が入ってきたら、慣れてくるまでの教育コストがかかります。入れ替わりが激しいと、効率の悪い状態がずっと続いてしまいます。また、面接時の費用、既存スタッフ側の採用にかける時間、労力など全てのコストを、ブランディングによってクリニックと応募する人材側のマッチングがうまくいけば、削減することができます。

これから最低賃金が上がっていけば、さらに「人材にかかるコスト」は上がっていくでしょう。純粋な人件費だけでなく、採用・教育も含めて「人にかかるコスト」をもっとシビアに考えていかなければならなくなってきています。そのためには、「医療機関の方針に合う人に1日でも長く働いてもらうこと」が、利益を出すためには必要です。

例えば、クリニック開業時のスターティングメンバーがきっちり残っているクリニックでは、収入が上がっていても人件費はそのままで上がっていくことがありませんので、収入に対する人件費の比率が全く違います。そうなってくると、例えば自費診療のメニューを増やすなど何か新しい事もできるようになるので、いいサイクルが回ってくるのです。

利益体質になっているクリニックや病院は総じて、そのクリニックや病院に合う人が長く働いています。長く働いてもらえればオペレーションなどの習熟度も上がってきますから、同じ人件費をかけていても患者さんの増加に対応できるようになるのです。いわば、売上に対する人件費の割合が減るということです。

採用に対してのホームページやブランディングを意識したホームページを作って自分の病院で採用活動を行うことも、最初はコストがかかります。ただ、ホームページは資産として残っていきます。同じ金額を出すのなら、やはり資産として残った方がいいと思います。

さらに、ホームページは、それを見て病院に合った人が来てくれやすいというメリットもあります。更にブランディングから始めることで、「どんな人に来てほしいのか」を考える良い機会にもなります。求める人物像を共有することで、今働いている人にとっても好影響を与えるという効果も期待できると思います。

また、収入という局面から見ると、もう「クリニックを開業すれば患者さんが来る」という時代ではなくなってきています。クリニックがなぜ患者さんに来てもらえるのか？　ということを明確にした上で開業をしないと、そうそううまくはいかないと思います。何年か前に比べて、そうしたビジョンがはっきりとできているかいないかで、開業されてからの患者さんの伸び率に差が出ています。

そして、やはり伸びている先生というのは、ビジョンがとてもクリアです。一方、なかなか特色をきちんと出していくことができないとどうしても伸び悩んでしまうというクリニックもあり、二極化が進んでいます。やはり大事なのは「ブランディング」ですね。ご自分のクリニックがどういうクリニックなのかということを考えるのは、成功のためにとても重要なことと肌で感じています。

その上で、ご自身のクリニックの特性や強みを、患者さんや採用応募者を含めた「外部」にしっかり発信していく媒体を持つことで、集患などの売上増加、採用・教育コストを含めて人件費を主とするコスト削減につながると考えています。

稅理士法人ＴＯＴＡＬ
稅理士・行政書士
松浦　薫様

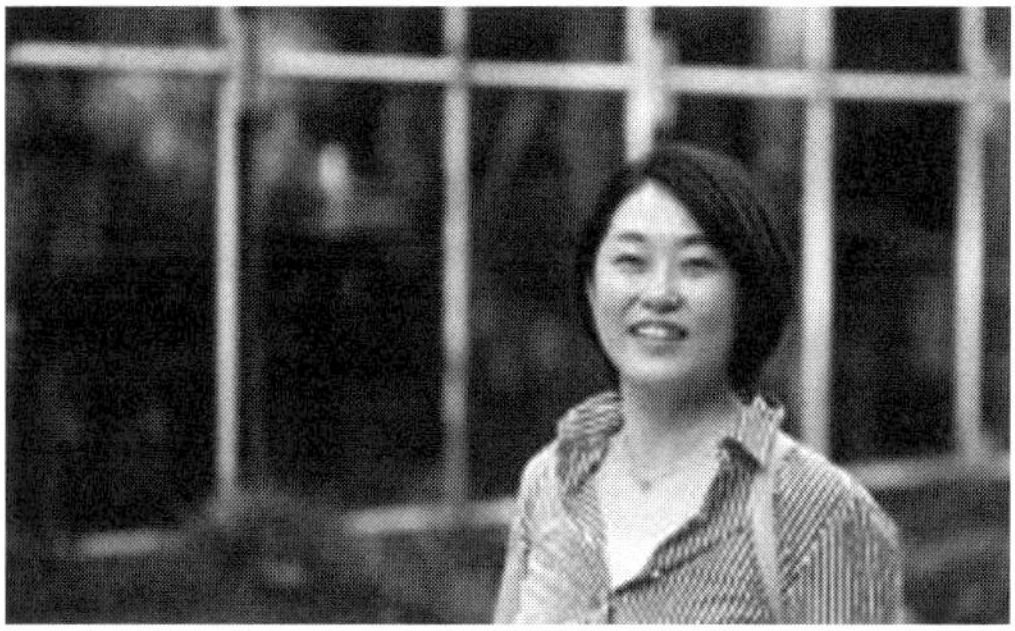

山口県下関市出身。
東京大学卒業後、ライオン株式会社に入社。営業として薬局や薬系卸店への営業を経験後、マーケティング部門へ。「休足時間」のプロダクトマネージャーとして商品企画から広告宣伝、ブランド損益管理に携わる。

その後、ボストンコンサルティンググループに転職、コンサルタントとして10年間に亘り、消費財、製薬、通信ほか幅広い業界にて、マーケティング、営業、組織系のプロジェクトを数多く経験。
その間、自身の実家の事業の関係で稅理士と仕事をしたことがきっかけで、「個人と長く、深く関わるコンサルタント」である稅理士を志すようになり、一念発起し勉強に専念。

現在は、稅理士法人ＴＯＴＡＬにて稅理士・行政書士をしながら、稅理士・行政書士のダブルライセンスを活かして、開業ドクターの稅務顧問として、開業スタートから法人化、承継まで幅広くお手伝い。モットーである「《その》お客様が、一番、永く深く関わりたいと思うコンサルタント」となるべく、ご家庭のライフプランやご相続のご相談など、クリニック関連にとどまらない「ドクター個人」としてのご相談も受け付けている。

第6章

具体的なブランディングの手法

ここから、実際にブランディングを行うにあたって具体的にどのように進めていけばよいかという、ブランディングの方法や手順について紹介します。

具体的な手順

全体の方向性と作業内容を決める

これからブランディングを始める際には、「問題を解決する」ということを目的にすると成果が見えやすく、ブランディングを効果的に進めることができるようになります。

なぜブランディングに目的が重要かというと、無駄なコストや労力をかけないためです。最初から課題が洗い出され、目的が定まっている医療機関は多くありません。逆によくある相談例が「古くなってきたからＷｅｂサイトを新しいものにしたい」という相談です。また、「採用サイトを作りたい」という漠然とした相談も少なくありません。

しかし実際に医療機関に伺って話をしてみると、「看護師の採用がうまくいっていない」「こんなドクターを採用したいが何年も求人がない」「外科の手術をもうすこし増やしたい」というような具体的な問題点が山のように出てくるのです。

そこで、まずは最も解決させたい問題点は何かを聞き出し、それをどう解決していくのかを医療機関と一緒に考えていくことになります。問題点が特に見当たらず、「古くなってきたから新しいＷｅｂサイトを作りたい」という漠然としたイメージでブランディングやＷｅｂサイトのリニューアルをするのはあまりおすすめできません。

集患目的であれば、患者さんが求める情報を創生して提供していく必要があります。インナーブランディングに重きを置きたいのなら、院長のインタビューや理念、医療機関の方向性などを詳しく掘り下げたコンテンツが必要になるかもしれません。ブランディングによって生まれたものを何に使うか、そのコンテンツを使って何を実現したいのかという目的が重要です。

目的が明らかになったら、そのためにどのようなコンテンツを作るのか、具体的な情報創生と情報発信の作業計画を立てることになります。ブランディングをする際には複数のスタッフにヒアリングをしますが、今回は誰にヒアリングをするのか、どのような内容をヒアリングするのかというヒアリングの対象と内容についても詰めていきます。

撮影が必要であれば、人物なのか建物なのか、どういった画像が必要なのかなど、コンテンツについても詳しく詰めていくのがこの段階です。

ベースヒアリングを行う

まずは、経営者や部長などのトップクラスにヒアリングを行います。ブランディングを行うにあたって最も重要なことが目的を定めることですが、このベースヒアリングを通じてブランディングの目的を確認します。

現場ヒアリング・撮影

ベースヒアリングでブランディングの目的や方向性などの全体的な枠組みを把握した後は、現場スタッフのヒアリングに移ります。

例えば求人サイトを作るのであれば、コンテンツとして医師や看護師、受付スタッフのインタビューと顔写真などを掲載することがありますが、そのインタビューや撮影をこの段階で行います。

経営者だけでもだめ、現場だけでもだめ

経営者と現場のヒアリングは同じくらい重要です。どちらが欠けても良いブランディングはできません。

仮に経営者の声だけを反映させたとしたら、医療機関の理念や大きな方向性は伝えることができますが、それが実際の現場にどのように反映されているかは伝えることができません。それに、経営者は俯瞰して医療機関を見ているため、どうしても抽象的な表現になりがちです。例えば「この地域に貢献する医療機関になる」というのが理事長の目標だったとしても、それが実際にどのように行動に移されているかという情報がなければ、それを読む人に響きません。

しかし逆に現場の声だけを反映させてしまうと今度は視点が狭くなってしまうため、全体の方向性や価値観がイメージしづらくなってしまいます。ブランディングを行う際には、経営者クラスと現場クラスの両方のヒアリングが重要になるのです。

振り返りつつ、再度情報を整理する

医療機関全体のヒアリングが終わったところで、情報を整理する段階に移ります。これまでのベースヒアリングや現場のヒアリングで得た情報を整理し、コンテンツを作るために十分な情報が集まっているかを確認します。さらに追加で情報が必要だと判断すればヒアリングや撮影を行います。

さらに、最初に設定したブランディングの目的についても再確認します。ヒアリングを進める中で思いも寄らぬ声が複数上がったときには、当初設定していたコンテンツを変更して、さらに強調したい強みや魅力的な特徴にフォーカスしたコンテンツを提案することもあります。

以前、とある総合病院で看護師の求人サイトのブランディングとＷｅｂ制作を担当したときに、看護師に「なぜこの病院で働こうと思ったのですか」と尋ねたところ、複数の看護師から「研修医や若い医師が多いので、出会いが期待できるから」という回答がありました。複数の看護師からこの回答が出たということは、「研修医が多く若い医師が多い」ということが医療機関の採用面の強みであると言えます。

そこで、私たちは看護師の求人サイトで若い医師にフォーカスしたコンテンツを作成してはどうかと提案しました。上層部にはなかなか理解が得られずにボツにはなってしまいましたが、このように現場から思いも寄らぬ声が上がることもあります。

見える化（情報物の制作）

ヒアリングで情報が集まったら、それらを精査して情報を「見える化」していきます。この見える化作業を経て、Ｗｅｂサイトに情報を落とし込むことになります。この見える化の過程を経ずにＷｅｂサイトを制作しても、ターゲットや目的がぼやけたままになってしまい、結果として他の医療機関と大差ないものができあがってしまいます。

見える化をするときに大切なポイントは、現時点で存在していない強みを作り出して医療機関を作り替えるのではなく、すでにあるものの気づかれていない魅力を引き出すことです。

情報を掘り出してそれを精査し、伝えたいターゲットに対して最も効果的に伝えられるコンテンツに落とす作業が「見える化」です。コンテンツとして文章が適している場合もあれば、短いキャッチコピーに落とし込むことが最適な場合もあります。文章ではなく動画や画像などのコンテンツにすることもあります。

見える化の作業のポイントが「共通言語を探す」ことです。ベースヒアリングや現場のヒアリングで多くの人にヒアリングをしていくと、いろいろな人から同じキーワードが出てくることがあります。ブランディングに対する意識が高く、医療機関内部の意識が統一されている組織であればあるほど、共通のキーワードが語られます。「上下関係が良く、先輩看護師や医師の面倒見がよい」というキーワードが複数出てきた医療機関がありましたし、例えば先ほどの「若い研修医が多い」ということもそうです。ここで共通して出てきたキーワードがブランディングの要となります。まずはこのキーワードを探し出します。

ただ、ヒアリングで出てきたキーワードが共通であったとしてもそのまま使うことはできません。まだ精査されていないため、目的やターゲットとのすりあわせが行われていないからです。

そこで、共通して出てきたキーワードを紐解いて精査しつつ、さらに肉付けをして情報創生を行っていきます。

フィードバックを得ながら運用し、改善し続ける

こうしてブランディングが終わり、Ｗｅｂサイトとして形になったとしても、そこでブランディングが終わるわけではありません。その後は運用しながらさらに改善していく作業に移ることになります。

ブランディングの制作を第三者に依頼していた場合は、完成した後の運営は医療機関側で行うことになるかもしれません。その場合は担当者を置き、定期的にＷｅｂサイトに関する効果測定やフィードバックを得られるようにしておきましょう。

例えば求人用のＷｅｂサイトであれば、応募者との面接時に「このＷｅｂサイトが応募に影響したか」を聞くようにする、集患のためのサイトであれば、アクセス数や検索キーワードをチェックして求められている情報を調べる、実際に患者さんとのヒアリングの中で「このコンテンツがよかった」「この情報はわかりにくかった」という情報を聞き出せればさらに良いでしょう。

Ｗｅｂサイトの更新作業はまた外注すればよいのですが、こうしたフィードバックは第三者ではなかなかできない業務です。ブランディングは、して終わりというものではなく、情報物ができてからが第二のスタートであると意識してください。

Ｗｅｂサイトを作るなら、オフィシャルサイト＋コンテンツ型サイトが最強

Ｗｅｂサイトを使ってブランディングを落とし込んでいくときには、Ｗｅｂサイトの構成をどうするかについてあらかじめ決めておく必要があります。

一般的に病院の公式サイトがすでにあるケースが多く、総合病院の場合は公式サイトの中に各科の紹介があり、各科のページからドクターの紹介や科の紹介などのコンテンツにつながる構成になっています。

ここでよくありがちなのが、その公式サイトの中にあらゆる情報を詰め込もうとするケースです。しかし、そうすると以下のような弊害が起こります。

各科のバランスが崩れる

例えば総合病院の中で、産婦人科は情報を多く載せたいが、皮膚科についてはは責任者もそこまで力を入れるつもりはないといったように、総合病院の場合はブランディングの意識が高い科とそうでない科に分かれることがあります。また、実際の依頼も「この科のブランディング」というように科単位でいただくこともあります。

そうした場合に公式サイトの中に産婦人科に関する情報を詰め込もうとすると、他の科とのバランスが悪くなり、かえって見づらいサイトができあがることになります。また、他の科から「なぜ産婦人科だけ情報が充実しているのか」と不満が出る可能性があります。

決裁権者が多くなるため、ブランディングが進まない

公式サイトの場合、やはりどうしても院長クラスの決裁がなければサイトに手を入れることは難しいものです。それに各科にヒアリングをしなければなりませんから、各科の責任者の決裁が出そろわなければ、Ｗｅｂサイトの制作を進めることができません。

そこで私は、公式サイトに情報を入れ込むのではなく、サイトを複数に分けてそれぞれのステークホルダーに情報を提供するというスタイルの方がよいと考えています。総

合病院は特にこのスタイルを推奨しています。

例えば、ある総合病院で消化器外科の売上を上げたいと考えたとき、公式サイトの中で消化器外科のコンテンツだけを充実させるのではなく、消化器外科に特化したサイトを別に作ってしまうのです。

そうすることで、消化器外科の治療を求める人にターゲットを絞ってブランディングを行うことができますし、決裁権者として他の科が関わってこないため、Ｗｅｂサイトの制作もスムーズに進みます。

こうして専門特化型サイトを作れば、例えば消化器外科の場合であれば、消化管に特化している、肝胆膵が強い、消化器内科や放射線科と連携がきちんととれているなど、コンテンツを細かく分けながら情報を大量に発信していくことが可能です。また、ブランディグやデザインイメージを病院と揃える必要もありませんので、総合病院の公式サイトで優しいイメージのデザインでも、専門特化型サイトは尖ったデザインで制作することも可能です。

しかもこれらの情報は医療者も欲しい情報となっていくため、求人にも良い影響が出ると考えられます。

もしも他の科でもブランディングを希望するのであれば、その科の専門特化型サイトを作成すればよいのです。こうして複数の専門特化型サイトを作成し、医療機関の総合サイトにリンクさせて総合サイトをターミナルとして位置づけるという構成が最も進めやすい形態です。

これは採用に関しても同様で、求人サイトを別に作っておき、公式サイトに求人サイトに飛べるようにバナーを置いておけば、公式サイトに情報が集まりすぎて見にくくなることを防ぐことができます。

どうしても、公式サイトの中で各科バランスよく情報を配置しようとすると強みを出しづらくなってしまいます。このようにサイトを分けることによって、必要な情報を存分に出すことができるようになります。

インタビュー⑥

昭和大学藤が丘病院　消化器・一般外科
教授　田中邦哉先生

安岡　「先日、先生の医局でホームページを作らせていただきましたが、医局の先生方について、何らかの反応はありましたか？」

田中先生「医局員は、取材の時などもそれなりに楽しみながらやっていたようです。自分たちの教室のＰＲを作り上げることには興味がある様でとても良いことだと思っています。また、医局の先生方には先日も業績を出してもらいました。ホームページを意識すると、自分の業績を自分自身で客観的に把握することにつながります。自分はどれだけのことをやってきたのか整理しますし、逆にやってこなかったことも認識できるわけですね。今現在の医局のメンバーに対しては、そうした効果を狙って、業績を出させることにしました。ただ、日常診療だけやるのではなくて、学会発表とか、論文を書くという、学術的な行動に対して、以前に比べて前向きな気持ちになってきているのではないかと思います。

また、何となく自分たちがこれから後輩を迎え入れる立場である、というような認識も、少し高まってきているような気配がします。人が少ないというのは普段から話題に出ていましたが、それほど積極的なアクションはしてこなかった所がありますので、ホームページを作ることを通して、若い医師を呼んで、今度は自分が教える立場になる、というような潜在的な認識を高めることにも役立っていると思います」

安岡「医局内部の変化についてお話をいただきましたが、外部に関してはいかがですか？」

田中先生「外部というのは、患者さんに対してと、これから入ってくる新しいスタッフに対してということですよね。スタッフに関しては、ホームページを見たからというわけではないのですが、今年、後期研修医が2人決まりましたし、来年も、この調子で増えそうな気配はありますので、非常に効果的なのではないかと思います。特にFacebookを使うと、最新情報のアップデートがとても簡単で、これをきっかけにして、Ｆａｃｅｂｏｏｋ以外のところも見てもらえるようです。もう1つ、学術的な業績や臨床成績、手術症例数等も掲載していますから、学術的な実績もある程度わかっていただけるのではないかと思います。昭和大の外部の方が就職先を探そうというような時に、ホームページを見て、ああここはいいかな、といったようなことを判断する手助けになりますよね。逆にこういった情報がなければ、箸にも棒にもかかりません。このような情報の収集は、特に若い世代には進んでいて、自分に合うか合わないかを判断してもらいたい。それがきっかけで、見学の申し込みもいただけるようになるのではないかな、と思っています。

一方、患者さんには臨床の情報が必要とされていますが、その点、実はまだホームページの情報としては不足しています。本来であれば、私たちはどのような症例に対してどのような治療をしているかを、もっと丁寧に書かなくてはならないと考えています。ホームページというのは、実は患者さん世代ではなくて、そのお子さん世代が見ると考えています。医師の専門性や、治療方法等を見てくれるわけですから、そのあたりの説明が不親切であってはなりません。そこはもっと有効に充実させなければいけないなと思っているところです。
　幸い、当院では消化器内科がしっかりしていますから、症例数が足りないということはありませんが、今後の課題として、患者さんを集めるためには、そのあたりを充実させなくてはならないと思っています。それがブランドにつながっていくと考えています」

安岡「そうですね。実際にＧｏｏｇｌｅはそういう考え方をしています。ご自身たちが、Ｇｏｏｇｌｅにどうやったら上がるのかということを考えるのではなく、患者さんのために、どのような治療をしているのかを出すことによって、患者さんとのマッチングはＧｏｏｇｌｅ側がやりますよ、というのがＷｅｂの基本的な考え方になりますので、田中先生が仰るように、ご自身たちが熱意を持って情報を出していくということが、本当に病院のためになったり、自分の診療だったり研究だったりにつながっていく、というのが実際の流れになっています」

田中先生「やはり、自分自身が得意なところは、しっかり情報が書けるんですよ。不得意なところってどうしても疎かになってくるし、通り一遍になってくる。ですから非常に、病院の診療に関しては、書いたことによって色づけができると思っています」

安岡「求人の話に戻りますが、今回入られてきたお2人というのは、昭和大の内部の方ですか？」

田中先生「一人は昭和の人間で、もう一人は別のところからですね。出身大学も違います」

安岡「それはどちらから？」

田中先生「人づてに紹介していただきました。ホームページはできたばかりの頃でしたので」

安岡「じゃあまだ検索にはかかってこなかった時期ですね」

田中先生「ここから先ですよ（笑）。でも、ここからどれだけ効果があるかがわかってくると思います」

安岡「そうですね、他の医局でも、ホームページを作成する前は全く人が入ってこなかったのが、ホームページを作成して、検索結果に上がってきてから、3カ月から半年くらいまでの間で入局が決まったという実績があります。人づてなどではなく、全く関係のないところからの応募だったということで、やはり自分たちの考え方を外に出すことが重要だよね、とわかっていただけたとのことでした。バーター広告などではなく、中のことをどう外に発信するか、そして発信するにあたって中身を考慮し、作っていくのかということ自体を重要視しています。田中先生が仰るとおり、外に対してだけではなく、中にいる人が自分たちのやっていることを見える化でき、それによって内部を活性化できるというメリットもあります」

田中先生「今後、文章もまた追加して、写真や絵なども見せながら、こういう疾患を治療していますよ、というようなことも謳っていかないとダメかなと思っています。グラフを見せられてもピンとこないなんてことは多々ありますから」

安岡「では、次の課題はそちらのほうですね。あとは求人に関しても、疾患や治療方法といったものもＰＲになっていくと思いますので」

田中先生「なかなか医局メンバーも忙しいので、書ける時間も限られていますが、その中でもこれから各疾患の色が出るような文章を作ってもらっていきます」

昭和大学藤が丘病院　消化器・一般外科
教授　田中邦哉先生

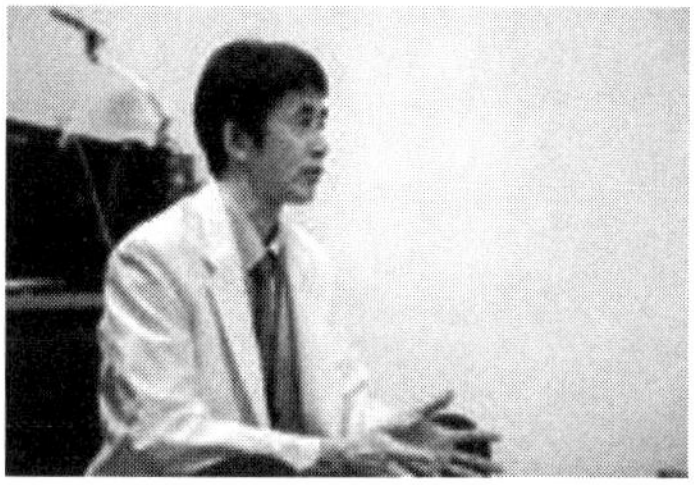

[略歴]

1989年　福島県立医科大学卒業
同年　横浜市立大学医学部附属病院臨床研修医
1994～1995年　米国 UCLA medical center 留学
2001～2002年　仏国 Hôpital Paul Brousse Centre Hépato-Biliare 留学
2007年　横浜市立大学　消化器・腫瘍外科学　准教授
2013年11月　帝京大学ちば総合医療センター　外科学講座　教授
2019年7月　昭和大学医学部外科学講座消化器・一般外科学部門　教授

[資格・専門医等]

医学博士号
日本外科学会認定医
日本消化器外科学会認定医
日本消化器外科学会専門医
日本外科学会専門医
日本消化器外科学会指導医
日本外科学会指導医
臨床腫瘍学会暫定指導医
日本消化器病学会専門医
日本がん治療認定医機構暫定教育医
消化器がん外科治療認定医
日本肝胆膵外科学会高度技能指導医
日本腹部救急医学会暫定教育医

［弊社制作実績］

昭和大学藤が丘病院　消化器外科　公式サイト
https://www.fujigaoka-geka.com/

第7章

持続可能な
ブランディングを
行うために

これまで、医療機関がブランディングを行うときには内製することが難しいとお伝えしてきました。理想はＷｅｂ制作会社やコンサルタントなどの第三者と協力しながら進めていくことですが、第三者をどのように選定したら良いのか、どのように協力しながら進めていけばよいのかはノウハウがなければ難しいかもしれません。

そこでこの章では、ブランディングを行うときの第三者との関わり方などを解説します。

ブランディングは第三者と提携して進めるのがベスト

改めてもう一度お伝えしますが、ブランディングを成功させるには、専門会社を利用し、連携しながら進めていくことが近道です。その理由として、Ｗｅｂ制作だけでなくブランディングまでできる人材が採用できる可能性が非常に低いこと、教育するにしても教育できる人が医療機関には存在せずノウハウがないこと、一度採用したら固定費がかかり続けることなどを理由としてお伝えしました。

内製化を進める人は「社内の人の方が医療にも精通しているし、病院のことをよく理解している。だから効率よくブランディングが進められるはずだ」と考えます。しかし、実は真逆の現象が起きてしまうのです。社内でブランディングや広告宣伝を行う場合、話が一向に進まず結局企画倒れになるケースが非常に多いのです。これは、内製化が難しい理由のところでも理由を述べました。

一方、外注して第三者と提携して進める場合は、プロが第三者として関わってくるため企画倒れになることはもちろんありません。それに全く違う視点が入ってくることでイノベーションが起こります。また、第三者は他の医療機関の成功事例や失敗事例なども把握しているため、経営のヒントを得ることもできるのです。

第三者に任せきりにしない

Ｗｅｂ制作会社やブランディングに特化した会社、コンサルタントなどと協力しながらブランディングを行うときに注意したいポイントがあります。それが、外注先である第三者を頼りきりにしないことです。第三者との連携が重要とお伝えしましたが、作り上げていったブランドを利用するのは、医療機関自身です。「Ｗｅｂサイトの制作やブランディングは専門の会社に任せているから、医療機関内では何もしなくてよい」「Webサイトの SEO が上がってくれれば、そこから患者さんや求職者が流入するのでしょう」と考えるケースが時々見受けられますが、これは推奨できません。先ほどもお伝えしたとおり、ブランディングはコンテンツができたら完成というわけではなく、そこから活用し、進化させていくものだからです。ブランディングの第一のゴールは情報創生して媒体に落とし込むことですが、それはあくまでも第一ゴールであり、その先があるということを念頭に置いておいて下さい。コンテンツを活用するのは医療機関自身なのです。

第三者を選ぶときのポイント

Web制作会社にせよコンサルタントにせよ、提携する第三者を選ぶときに重要なことは、第三者が医療機関のことを深く理解できる会社かどうかです。特に「医療機関がその地域でどのような存在になりたいのか」という理想を理解してくれる会社を提携先として選んでください。さらに、院長や経営者などのトップ層だけではなく、現場で働くスタッフの理想についても理解を深めようとする会社がベストです。

医療業界について深い知識がある第三者であればそれに越したことはありませんが、その専門知識は必須ではありません。重要ではありますが、目的によって必要な知識は変わってくるからです。

例えば総合病院で採用のブランディングを行うのであれば、第三者が細かい手術の術式や薬の種類に精通している必要はありません。ただ、専門特化したクリニックのブランディングや、「脳外科の手術を増やしたい」など、ターゲットを限定した集患が目的のときには、求める前提となる知識の理解度は高い方が良いでしょう。

医療機関の担当者がＷｅｂに詳しい必要はない

医療機関がＷｅｂ制作会社と協働してブランディングを行っていくときには、窓口になる担当者が医療機関側に必要です。担当者の仕事としては、ヒアリングの日をセッティングする、必要な情報をまとめてＷｅｂ制作会社などの第三者に提供する、医療機関が求めていることを第三者に伝えるなどがあります。

また、Ｗｅｂサイトが完成した後はサイトの運営に回ることになりますが、そうなるとＷｅｂ制作会社と医療機関をつなぐだけでなく、患者さんや求人応募者と医療機関・外部の会社をつなぐ役割が加わります。患者さんや求人応募者とコミュニケーションを取りながら、ブランディングで創生した情報のどの部分が魅力的に感じられたのか、逆にどの部分がわかりづらかったのかということを聞き出し、Ｗｅｂサイトをどう改善すればよいかについて考え、それを外部の委託会社に伝える仕事が加わるのです。

このように担当者はブランディングが終わってからも関わり続けることになるため、とりあえず選定するのではなく、長期的な視点で最適な人選をすることがポイントです。

この担当者を選ぶとき、多くの医療機関で選定されがちなのが「パソコンが使える人」です。パソコンの操作に慣れている人や画像の加工ができる人、Ｗｅｂサイト制作スキルがある人が担当者として選ばれるケースが多いのです。もしくは、医師や看護師に比べて業務負担の軽い受付スタッフや総務部のスタッフなどが選任されることもあります。

しかし、担当者はＷｅｂに詳しい人である必要はありません。もちろんブランディングのことを理解している必要もありません。こうした作業は第三者に任せておけばよいからです。

必要なのはコミュニケーション力

Ｗｅｂ制作を担当する立場から言わせていただくと、担当者として選任するときに重視してほしいポイントはもっと別のところにあります。

まず重要なのが、コミュニケーションスキルがあることです。例えば院長とのヒアリングの日をセッティングしたり、必要な情報を提供できる医師をピックアップしてヒアリングの打診をしたり、デザインの担当者に対して医療機関側の要望を的確に伝えてくれる人が担当者であれば、第三者も作業がスムーズに進められます。

また、理事長や院長、看護部長などの役職者に対しても意見が言えるかどうかも大切なポイントです。時代が変わり、昔のように院長や医師がトップの「ヒエラルキー型」の医療機関から、スタッフが一丸となって患者さんをサポートするという「チーム型」

に組織形態が変化しています。

これはブランディングでも同じことが言えます。しかし、時に院長の一声で進んでいたブランディングが止まってしまったり、これまで合意していた方向性とは真逆の方向性を示されてしまったりすることもあります。

こうしたシーンで現場のスタッフとトップの意見をバランス良くまとめ、必要に応じて提案や意見を行える担当者が求められているのです。

第8章

これからのブランディングで大切なこと

インターネットの普及によって、医療機関が置かれている環境は大きく変化してきました。個人に対してダイレクトに情報が伝わるようになり、さらに個人が簡単に実体験をネット上で公開できるようになったことで、医療機関の評価も丸裸になってきています。かつてのように、インターネット上で上質であることを演出できたとしてもすぐに見抜かれてしまう時代になりました。

これからの時代、医療機関のブランディングにおいて重要となる本質的な視点があります。

E－A－Tを高める

「E－A－T」とは、「Expertise（専門性）」、Authoritativeness（権威性）」、「Trustworthiness（信頼性）」のそれぞれの頭文字を取ったもので、Webページの専門性・権威性・信頼性を意味します。Googleは「E－A－T」を重視しており、「E－A－T」の高いコンテンツは評価の対象となります。

例えば、「乾燥している冬場は風邪に注意するように注意してください」という内容のブログを書こうと思ったら、事務スタッフや受付スタッフが書いたものよりも看護師、看護師よりも医師が書いたものの方が権威性が高まり、結果として読み手に与える信頼性も高まります。

また、一般的な「風邪に注意してください」という情報よりも「今年の風邪はこういった症例が多く、こういった対策や治療法があります」というように踏み込んだ内容にすることで専門性が高まります。

「こうすると風邪を引くかもしれません」という推測ではなく、「過去こうした事例で風邪を引いているケースが多い」「データによれば、風邪が治癒したとされる日数は○日である」というように事実や根拠を示せば、さらに権威性や信頼性が高まるでしょう。

結果として、「受付スタッフが書いた風邪の注意喚起のブログ記事」よりも、「事実を踏まえて医師が書いた風邪の症例や対策・治療法に関するブログ記事」の方が「E－A－T」が高いということになるのです。

Ｇｏｏｇｌｅも「E－A－T」については重視しており、「コンテンツの品質を評価するとき「E－A－T」は最も重要なファクターの一つである」としています。また、

Ｇｏｏｇｌｅのジョン・ミューラー氏は、このように明言しています。

（専門性・権威性・信頼性を高めるための）技術的な方法なんて、存在しない。何かこれをすればＧｏｏｇｌｅが評価する信頼性や権威性が確実に高まるというような秘訣はない。

「Ｇｏｏｇｌｅが何をどう評価するか」に意識を向けるのは、あなたが行うべきことではない。

「ユーザーは何に信頼性や権威性を感じるか探求し、そのニーズに応える」ことが、回り道のように見えてもＥ－Ａ－Ｔを高める確実な道筋なのだ。

この「Ｅ－Ａ－Ｔ」はよくＳＥＯと併せて語られることが多いため、ＳＥＯと紐付けて理解している人も多いかもしれません。確かに「Ｅ－Ａ－Ｔ」を高めることによってサイトの価値が高まり、結果として検索上位に上がることが期待できます。

ただ、それは「Ｅ－Ａ－Ｔ」を高めたことでユーザーの満足度が向上した結果です。ＳＥＯの一環として「Ｅ－Ａ－Ｔ」を意識するというよりも、発信する情報の質が高まり、患者さんや採用希望者とのマッチング率を高めるために「E－A－T」を意識したコンテンツ作りをすることを心がけると良いのではないでしょうか。

インターネットの世界と現実世界は密接に繋がっている

情報を発信してコンテンツを充実させることにより、患者さんが抱く医療機関への印象を補完することができます。ただ、過剰な表現や虚偽まがいの表現は絶対にＮＧです。

今、インターネットの世界と現実世界は急速につながり始めています。もはやインターネットの世界は仮想の世界ではないのです。

その最たる例がＧｏｏｇｌｅマイビジネスというＧｏｏｇｌｅの提供しているサービスで、Ｇｏｏｇｌｅで医療機関やお店などを検索すると、右側に表記されるのを一度は見たことはありませんか？　そのサービスの一つに「訪問数の多い時間帯」という項目があります。この項目の説明をＧｏｏｇｌｅサポートより引用しますが、

【混雑する時間帯、待ち時間、滞在時間は、Ｇｏｏｇｌｅロケーション履歴を有効にしているユーザーから集計した匿名データをもとに割り出されます。こうしたユーザーからの訪問データが十分に集まっていれば、お客様の店舗の混雑する時間帯、待ち時間、滞在時間が表示されます。これらの情報はビジネス情報に手動で追加することはできず、お客様の店舗の訪問データが十分にある場合のみ表示されます。】

と記載があります。つまりは、皆様のスマートフォンから位置情報を割り出し、そこに来訪されているかを集計しているのです。

また、このＧｏｏｇｌｅマイビジネスは口コミを非常に重要視しています。これも現実社会とインターネットの社会を結び付けようとする動きの一つです。今後は本当に来院されている方の口コミを重要視することになるのではないかと私は考えています。

インターネット上でできるだけ魅力的に見せることにより、求人や集患の効果が期待できるのは確かです。ただ、やり方を間違えてしまうと逆効果になることも出てくるでしょう。インターネット上だけで表面を取り繕う、ということはもはやできない時代になりました。これからは、インターネットと現実世界を切り分けずに、密接に繋がったものとして考えてブランディングや情報発信を行う必要があります。

患者さんの見る目はますます進化する

情報が個人にダイレクトに届くようになり、患者さんが無料で得られる情報の質も量も向上しました。医療機関側の認識として「患者は無知である」という意識のままでいるのなら、それは非常に危険なことです。患者さんの「見る目」は急激に進化しているのです。

まず、自主的に医療機関を選んでいる段階で広く情報収集を行っています。情報は簡単に入手できるようになり、1時間ほどパソコンやスマートフォンの前に座って真剣に検索すれば、求める情報を幅広く、深く手に入れることができるようになっています。

情報を検索する患者さんは、自分の症状がどのような原因によるものか、どういった治療方法があるのかという基本的な自分の身体のことから、それぞれの治療法のメリットやデメリット、実際に治療を行った人の体験談、求める治療方法を行っている医療機関はあるのか、あるとしたら通える場所にあるのか、その医療機関はどのような雰囲気なのか、実際に通っている人からの評判はどうなっているのかといったことまで事細かく把握できる様になっています。

医師や看護師は初めて会う患者さんであったとしても、患者さん側からすれば初めてではないと言ってもいいほど医療機関の情報を持っているのです。

もし医療機関で行っていない治療法をWebサイト上で「行っている」と記載していれば、瞬時に見抜かれてしまう可能性すらあります。医療機関側が情報を掲載していなかったとしても、調べればいくらでも情報が手に入るのです。今は、患者さんが医療機関を選ぶ時代です。

そして患者さんが医療機関をジャッジする目は年々厳しくなっています。この時代に「選ばれる」医療機関になるためには、やはり積極的な情報発信は欠かせません。

しかしこの話をすると、「情報は氾濫しているのだから、自分のところで情報を出さなくても特に問題ないのではないか」と思う先生方も多くいらっしゃいます。

確かに「病気について」や「治療について」などの一般的な情報については、そのようなお考えがあるのは当たり前だと思います。ただ、患者さんからの見え方を考えてみてください。

例えば、Aクリニックは丁寧に病気のことや治療について、丁寧にＷｅｂサイトでも記載している、Bクリニックでは、一般的な情報は掲載していない。どちらが、患者さんに対して丁寧に説明をしてくれそうなクリニックに映りますか。先ほどもお伝えしましたが、現実とインターネットはより密接になっているのです。丁寧な説明をＷｅｂサイト上で行っていれば、その印象は患者さんへ伝わるでしょう。

もちろん、すべてそれが出来るかというと、現実的に難しいとも理解しています。まずは、先生のご専門や領域で、病気について、症状、検査、治療、メリット、デメリットなど丁寧に記載を行っていただければと思います。この積み重ねが医療機関のブランディングになっていくのです。

ある医療機関では、特定の疾患について疾患の状態や治療の過程を掲載し、疾患となった原因やその疾患にかかったときにどのような症状が出るのか、具体的にどういった治療法を行っているのかなどを詳細にコンテンツにまとめました。

さらに、医師が学会で発表した論文もＷｅｂサイトに掲載することにしました。学会に発表する論文ですから、専門用語が飛び交い内容も極めて専門的です。一般の人が見ても理解することは困難なコンテンツですから、掲載したとしてもあまり意味がないようにも思えます。しかし、そこまで専門的な情報を掲載しているということで他の医療機関に大きく差をつけ、ＳＥＯ対策に長けている営利目的のサイトを抑えて検索上位に食い込んでいます。

実際にその疾患で悩んでいる人が疾患名で病院を検索したとき、この医療機関のサイトと他の情報に乏しいサイトを見比べたときにどのような行動を取るかは、あえて説明するまでもないでしょう。もし距離が遠い、通いにくいなどの理由で他の医療機関に通うことを決めたとしても、その患者さんはすでに豊富な情報を得ている状態だということも理解していただけると思います。

これから医療機関が相手にしなければならないのは、こうした豊富な情報を持った患者さんなのです。

第9章

終わりに

終わりに

今後、医療機関を取り巻く環境はますます厳しくなるでしょう。超高齢社会を迎えて社会保障費が膨らみ、医療機関側の負担が増えることは確実です。医療機関側も高齢化が進み、更なる人手不足が課題となるはずです。

また、この本を執筆している現在、新型コロナウイルスが猛威を振るっています。それにより、大学病院や基幹病院、専門の施設だけでなく、クリニックも疲弊しています。感染による直接的な疲弊もそうですが、外来患者数の減少や緊急手術以外の手術抑制による、経営的な打撃も受けています。

本書の執筆を終え、医療機関自身が自分たちの方向性や理念を形にして残すということが非常に重要なのだと再認識しました。医療機関のブランディングは、持続可能な社会の実現に必須な概念であり、医療機関の経営改善や、健全な医療の提供にも繋がっていきます。ひいては医療業界全体にとって大きな利益になることでしょう。

最後に、本書で成功事例を紹介することについて快諾くださりインタビューにご協力を頂きました、湯川宗之助先生、久保田千鳥先生、丸山晃一先生、三井俊賢先生、松浦薫様、田中邦哉先生（※掲載順）、誠にありがとうございました。出版のご協力だけでなく、日頃からお世話になりまして、この場を借りてお礼申し上げます。

また、出版のきっかけを作って頂いた、保健医療経営大学教授白木秀典様にお礼申し上げます。ＭＢＡ（Medical Business Association）でまたディスカッションできれば幸いです。

最後に、本書を刊行までお手伝い頂きました、ラーニングス株式会社代表取締役梶田洋平様に、深くお礼申し上げます。

株式会社ＤＥＰＯＣ　代表取締役　安岡俊雅

参考資料

厚生労働省　医療法における病院等の広告規制について
第１回医療政策研修会　第１回地域医療構想アドバイザー会議資料
厚生労働省　医療施設動態調査
厚生労働省　医師・歯科医師・薬剤師統計の概況

[プロフィール]
安岡俊雅（やすおかとしまさ）
1975年生まれ。神奈川県相模原市出身。東京農工大学農学部に入学。卒業後、小野薬品工業株式会社に入社。約8年間MRに従事した後、2006年5月に株式会社DEPOCを設立。専務取締役就任。一般企業・医療機関のデザイン・広告、医学会の運営をメインとした事業を展開。2019年6月、事業を医療中心に舵を切るタイミングで、株式会社DEPOC代表取締役に就任。

[会社概要]
株式会社DEPOC
2006年5月12日創業。一般企業、医療機関のデザイン・広告を中心とした企業としてスタート。一般企業から医療機関まで幅広くWEBサイト・DTP制作等を行う。2010年、環太平洋外科系学会から医学会の運営受託業務をスタート。2019年6月、拠点を横浜・東京に移し、事業を医療機関のブランディング・WEB制作、医学会の運営と、医療を中心とすると同時に代表取締役に安岡俊雅が就任。

医療機関のブランディング
～求人・集患の秘訣～

2020年9月1日　初版発行

著者：安岡 俊雅
発行所：ラーニングス株式会社
〒150-0042　東京都渋谷区宇田川町10－2　第2野口ビル102
発行者：梶田洋平
発売元：星雲社（共同出版社・流通責任出版社）
〒112-0005　東京都文京区水道1－3－30
Tel（03）3868-3275

ISBN：978-4-434-27739-9　C0034